KLETT-COTTA *Leben!*

Gudrun Görlitz

Selbsthilfe bei Depressionen

Klett-Cotta

Alle Bücher aus der Reihe »Leben«
finden sich unter www.klett-cotta.de/leben

Klett-Cotta
www.klett-cotta.de
© 2010 by J. G. Cotta'sche Buchhandlung
Nachfolger GmbH, gegr. 1659, Stuttgart
Alle Rechte vorbehalten
Printed in Germany
Umschlag: Roland Sazinger, Stuttgart
Titelbild: © Goodshoot/Corbis
Gesetzt aus der Concorde von Kösel, Krugzell
Auf säure- und holzfreiem Werkdruckpapier gedruckt
und gebunden von Kösel, Krugzell
ISBN 978-3-608-86021-4

Bibliografische Information der Deutschen Nationalbibliothek
Die Deutsche Nationalbibliothek verzeichnet diese Publikation
in der Deutschen Nationalbibliografie; detaillierte bibliografische
Daten sind im Internet über <http://dnb.d-nb.de> abrufbar.

Inhalt

Vorwort

Mit fünfzehn faszinierte mich all das, was man die »Seele des Menschen« nannte, und ich verschlang psychologische Literatur. Schon damals wusste ich, dass ich Psychotherapeutin werden wollte. – Als ich sechzehn war, begleitete ich eine sehr begabte, außergewöhnlich reife und talentierte Freundin über zwei Jahre lang durch ihr »Jammertal«, bestärkte sie in ihren positiven Veränderungsschritten und führte ihr immer wieder ihre Stärken vor Augen, noch unwissend, dass dies bei Depressionen besonders hilfreich ist. – Mit neunzehn setzte ich gegen zahlreiche äußere Widerstände durch, Psychologie zu studieren und nach dem Diplom den Beruf der Psychotherapeutin zu erlernen. Seit dieser Zeit und noch heute betrachte ich es als Geschenk, diesen Beruf ausüben zu können und Menschen unterstützen zu dürfen auf ihrem Weg zur Selbsthilfe. Ich hatte und habe in dem Beruf der Psychotherapeutin – neben meiner Familie – in einer bereichernden Praxisgemeinschaft einen wichtigen Sinn im Leben gefunden.

Menschen faszinieren mich, machen mich neugierig, wecken mein Interesse für ihre Fähigkeiten, Stärken, Ressourcen und Möglichkeiten. Jeder neue Patient kann mich bis heute in seiner Einzigartigkeit begeistern.

Jede Begegnung mit Menschen, mit jüngeren oder älteren Patienten, mit Kindern und Jugendlichen lassen mich immer wieder staunen über die vielfältigen – jedoch manchmal verschütteten – Möglichkeiten, die häufig schon bei den ersten Kontakten für einen Psychotherapeuten sichtbar werden.

Gerade bei depressiven Menschen, die vorübergehend vielleicht den Zugang zu ihrer Einzigartigkeit und Vielfältigkeit, zu ihren Begabungen und Selbsthilfemöglichkeiten verloren haben, wird die Freude an meinem Beruf in besonderem Maße geweckt. Wie ein Forscherteam gehen wir – die Patienten und ich – gemeinsam auf die Suche nach den Ursachen und dem möglichen Sinn der Depression, nach allem Positiven und den Stärken, die zur Heilung genutzt werden können, nach den Selbsthilfemöglichkeiten und dem persönlichen Lebensziel und Lebenssinn. Wir suchen und finden neue Herausforderungen und Aktivitäten, die wieder Energie und Lebensfreude bringen, um Niedergeschlagenheit, Lethargie oder Passivität zu überwinden.

Wir durchleuchten nicht nur den Menschen, sondern auch seine Lebenssituation sowie das Schöne und Positive der einzelnen Lebenstage, im Hier und Jetzt, in der Zukunft und an jedem Tag neu, gemäß den folgenden *Lebensbetrachtungen* von Friedrich *Hölderlin:*

Lebensbetrachtung

Wie mit den Lebenszeiten,
so ist es auch mit den Tagen
keiner ist uns gut genug
keiner ist ganz schön
und jeder hat, wo nicht seine Plage,
doch seine Unvollkommenheiten,
aber rechne sie zusammen,
so kommt eine Summe von Freude
und Leben heraus.

In diesem Sinne wurde das vorliegende Buch zur einfachen und praktischen Umsetzung in erster Linie für Betroffene geschrieben. Es kann jedoch auch jederzeit von Therapeuten zur Anleitung im Sinne von »Hilfe zur Selbsthilfe« verwendet werden.

Augsburg, im Frühjahr 2010
Gudrun Görlitz

Teil I **D**em Positiven Beachtung schenken – wieder gesund werden

Das vorliegende Buch wird Ihnen, liebe Leserin, lieber Leser, dabei behilflich sein, den positiven Seiten Ihres Lebens und Ihres Alltags wieder mehr Beachtung zu schenken und sich dadurch wohler und energievoller fühlen zu können.

Menschen, die unter gedrückter, trauriger, niedergeschlagener, schwermütiger oder depressiver Stimmung leiden, kennen häufig folgende Gefühlszustände:

- Wenn Traurigkeit das Leben überschattet und Positives zu begraben droht, kann Alltag quälend sein.
- Wenn die Gedanken sich auf Niederlagen stürzen, kann Zuversicht in weite Ferne rücken.
- Wenn Selbstabwertung Positives schluckt, dann scheint der Tunnelausgang endlos fern.
- Wenn Kraft und Energie am Schwinden sind, dann wirkt der Alltagsberg unüberwindlich.
- Wenn das Gefühl der Leere in der Magengrube siegt, scheint alles hoffnungslos zu werden.

Wenn Sie auch zu den Menschen gehören, die sich immer wieder einmal über einen längeren Zeitraum, das heißt länger als etwa zwei Wochen, wie oben beschrieben fühlen und erleben, dann wird das vorliegende Buch auch Ihnen vielleicht helfen können, den Teufelskreis negativer Gedanken, passiven Rückzugs, unangenehmer Gefühle und Körperempfindungen – durch verschiedene positive Gegenmaßnahmen – zu durchbrechen, um wieder gesund zu werden. Wie viele Beispiele aus meiner Praxis gezeigt haben, ist Veränderung zum Positiven in dem einen oder anderen Bereich fast allen Menschen möglich.

Sie können

- der Depression entgegentreten
- den Teufelskreis des negativen Denkens durchbrechen
- die innere Lähmung überwinden
- zunehmend aktiver werden
- positives Denken einüben
- Schritt für Schritt Ihr Selbstwertgefühl verbessern.

Der Aufbau eines positiven Lebensgefühls, als Weg aus der Depression, geschieht vor allem in drei wichtigen Bereichen:

1. Positive und hilfreiche Gedanken einüben
2. Positive Aktivitäten aufbauen
3. Positives Selbstwertgefühl stärken.

Das Schaubild veranschaulicht, wie durch den Ausbau dieser drei Bereiche – die sich auch gegenseitig stärken – wieder ein stabileres und positiveres inneres Ich entstehen kann.

Mithilfe dieses Buches können Sie außerdem herausfinden, unter welcher Art von depressiver Verstimmung oder Depression Sie – oder Ihnen nahestehende Menschen – leiden.

Sie finden eine Anleitung zur Selbsthilfe und Hinweise für die richtigen psychotherapeutischen und verhaltenstherapeutischen Behandlungsmethoden.

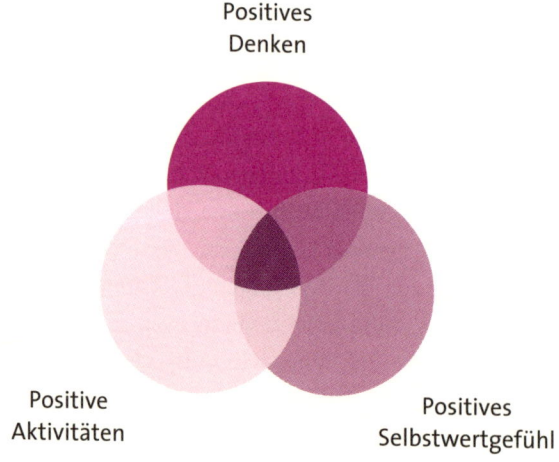

Positives
Denken

Positive
Aktivitäten

Positives
Selbstwertgefühl

Und Sie finden viele Übungen, die Sie ausprobieren können, um dem Teufelskreis der Traurigkeit die Grundlage zu entziehen.

1. Eine positive und gesunde Lebensbasis schaffen

Als ersten Schritt möchte ich Ihnen und allen Menschen, die sich um ihre Stimmung Sorgen machen, empfehlen, zunächst für eine gesunde Lebensbasis zu sorgen. Dies ist der erste Schritt, um wieder auf die positive Seite des Lebens zu kommen. Hierzu können Sie das Gesundheitsprofil auf Seite 14 zur Selbsteinschätzung benutzen.

Die gesunde Lebensbasis ist wichtig

Besonders in depressiven Phasen erfordern die Grundbedürfnisse Ernährung, Bewegung und Sport sowie Schlaf und Entspannung besondere Beachtung. Es ist dadurch möglich, Kontrolle über das eigene Wohlbefinden zu erhalten. In diesem Buch werden Sie hierfür zahlreiche Anregungen finden. Hier einige Einstiegstipps zu den genannten Bereichen:

■ *Achten Sie auf gesunde Ernährung*
Sie benötigen ausreichend Vitamine und Mineralstoffe. Es ist gut belegt, dass sich der Verzehr von Fisch, ballaststoffreicher und kohlehydratreicher Kost (Kartoffeln, Nudeln, Brot, Müsli), ausreichend Obst und Gemüse positiv auf die Gesundheit auswirken.

Durch einseitige Ernährung und Krankheiten kann es zu einer zu geringen Aufnahme dieser Stoffe kommen. Eiweißdiäten können depressive Stimmungen auslösen. Dies kann sich dann ungünstig auf den Hirnstoffwechsel, die Konzentration und die Stimmungslage auswirken. Meiden Sie nach 17 Uhr koffeinhaltige Getränke und nehmen Sie nur wenig oder keinen Alkohol oder andere Genussmittel zu sich.

Gesundheitsprofil

Hier können Sie Ihr persönliches Gesundheitsprofil erstellen, indem Sie die Gesamtzufriedenheit der einzelnen Bereiche ankreuzen und die Kreuze miteinander verbinden.
(0 = große Unzufriedenheit, 50 = durchschnittlich, 100 = optimale Zufriedenheit)

	0	10	20	30	40	50	60	70	80	90	100
Ernährung											
Körperliche Aktivitäten											
Schlaf/ Entspannung											
Soziale Kontakte											
Interessen u. Hobbys											
Familiäre Beziehungen											
Wohnsituation											
Selbstwertstärkung											
Positives Denken											
Persönliche Ziele											
Arbeitssituation											
Gesunder Umgang mit Gefühlen											
Positive Lebens-einstellung											

(*Auswertung:* Die Bereiche unter 40 sollten Sie dringend fördern. Mit Bewertungen zwischen 40 und 60 können Sie zwar durchschnittlich zufrieden sein, wenn es Ihnen jedoch gelingt, möglichst alle Bereiche so auszubauen, dass Sie zwischen 60 und 100 liegen, wird sich Ihr Wohlbefinden deutlich steigern.)

Bitte schreiben Sie nun Ihre wichtigsten *Veränderungsziele* für das kommende Jahr auf:

■ *Machen Sie regelmäßig Sport*

Bewegen Sie sich möglichst viel und machen Sie Sport (Puls für mindestens 15 Minuten zwischen 120 und 140). Sport wirkt antidepressiv, stabilisiert den Kreislauf und vermindert das Krankheitsrisiko. Sport hat eine positive Wirkung auf die Stimmung, stärkt das Selbstwertgefühl und das Wohlbefinden. Sie werden in diesem Buch hierfür noch zahlreiche Anregungen finden.

■ *Entwickeln Sie gesunde Schlafgewohnheiten*

Achten Sie auf ausreichenden Schlaf, aber begrenzen Sie Ihre Schlafgewohnheiten auf etwa 8 Stunden, bezogen auf den gesamten Tag. Achten Sie auf ein kühles und sauerstoffreiches Klima im Schlafzimmer. Gewöhnen Sie sich feste Zeiten an, die Sie möglichst auch am Wochenende einhalten (z. B. von 23 Uhr bis 7 Uhr, ohne Nickerchen tagsüber – in diesem Fall würden sich die Schlafenszeiten in der Nacht verkürzen). Schlafbegrenzung erhöht die Schlaftiefe und den Erholungswert des Schlafs (vgl. auch Nikelewski, 2008; Hautzinger, 2006).

■ *Halten Sie die Balance zwischen Stress und Entspannung*

Erkennen Sie rechtzeitig Ihre persönlichen Stressoren und versuchen Sie, Positives dagegenzuhalten. Da Stress krank und depressiv machen kann, ist es wichtig, sich seine Stressoren bewusst zu machen. Aus einem für Studenten entwickelten Fragebogen habe ich beispielhaft folgende mögliche Stressoren, bezogen auf einschneidende Lebensereignisse, ausgewählt:

Belastungstabelle Nr. 1

Ereignis – Stressoren	Stress-wert
Tod eines Familienmitgliedes	100
Tod eines engen Freundes	73
Scheidung der Eltern	65
Größere eigene Verletzung oder Erkrankung	63

Belastungstabelle Nr. 1 *(Fortsetzung)*

Ereignis – Stressoren	Stress-wert
Entlassung	50
Tief greifende Auseinandersetzung mit einem engen Freund	40
Ärger mit den Eltern	39
Veränderungen der Lebensbedingungen	31
Veränderungen der Schlafgewohnheiten	29
Veränderungen der sozialen Gewohnheiten	29
Dauernder Ärger mit dem Auto	26
Kleinere Verkehrsverstöße	20

(siehe Gerrig & Zimbardo, 2008, S. 474)

Übung	Stressanalyse

Ein Ereignis, das negativ und außerdem unkontrollierbar, unvorhersehbar oder mehrdeutig ist, erzeugt besonders viel Stress (Gerrig & Zimbardo, S. 475). Je nach Bewältigungsmöglichkeiten der Person und der Fähigkeit zur inneren Gelassenheit werden Stressauslöser auch unterschiedlich bewertet.

Sie können als kleinen Test versuchen, Ihre eigenen Belastungen und Stressoren zu ergänzen und von 0 bis 100 selbst zu bewerten. Legen Sie dann Ihren eigenen maximalen Stresswert fest. Weitere Stressoren, die Sie berücksichtigen können, sind:

Belastungstabelle Nr. 2

Ereignisse – Belastungen und Alltagsprobleme	Stress-wert
Ärger in der Arbeit	
Beruflicher Wechsel	
Dauerlärm	

Belastungstabelle Nr. 2 *(Fortsetzung)*

Ereignisse – Belastungen und Alltagsprobleme	Stress-wert
Finanzielle Sorgen	
Geburt	
Geschäftliche Umstrukturierung	
Häufige, auch urlaubsbedingte Ortswechsel	
Keine Pausen	
Konflikte mit Nachbarn oder Bekannten	
Lange Autofahrten	
Mangelnde Rückzugsmöglichkeiten	
Partnerschaftsprobleme	
Prüfungen	
Ruhestand	
Schwangerschaft	
Ständiges »sich Sorgen machen«	
Trennung vom Partner	
Überstunden	
Umzug	
Zeitdruck	

Wenn Sie aus Tabelle 1 und Tabelle 2 zusammen mehr als 5 Stressoren gleichzeitig haben, die Sie über 50 einschätzen, sollten Sie dringend Ihre Belastungen reduzieren und mehr Erfreuliches einplanen.

Berücksichtigen Sie bei Ihren Belastungen auch, inwieweit Sie, wie viele Menschen, sich dem gesellschaftlichen Druck unterwerfen, immer schneller, fehlerfreier und perfekter, alles unter einen Hut bringen wollen und sich damit selbst erschöpfen. (s. a. »Das erschöpfte Selbst« von Ehrenberg 2008)

Die meisten Belastungen und Stressoren sind jedoch nur vorübergehend, die Bewertung individuell unterschiedlich. Allerdings addieren sich zu den oben genannten Stressoren noch mögliche

Alltagsprobleme:
Vielleicht haben Sie Ihren Schlüssel verlegt, etwas verloren, ein schwieriges Telefongespräch geführt, einen Wunsch nicht geäußert, oder es haben Ihnen Zahnschmerzen, eine Fahrradpanne oder eine kritische Äußerung die Laune verdorben.

Dauerhafte Belastungen können krank machen

Meist werden diese Stressoren durch positive, erfreuliche Erlebnisse neutralisiert. Dies können Sie für sich z. B. mit den Übungen *Wohlfühlinseln, Positive Verstärkerliste* und *Energiekuchen* in diesem Buch überprüfen. Hält sich jedoch Positives und Negatives nicht langfristig die Waage, so können chronische Stressoren und zusätzliche dauerhafte Alltagsbelastungen körperlich und seelisch krank machen. Wenn Ihr Stresswert zu hoch ist, kann die Dauerausschüttung von Stresshormonen zu einem chronischen Erschöpfungszustand führen.

In der Verhaltenstherapie wurden verschiedene Stressbewältigungstrainings entwickelt. Die folgenden *Maßnahmen zur Stressbewältigung* sowie das *Problemlösetraining* in diesem Buch sind wichtige Bestandteile (s. a. Gerrig & Zimbardo, S. 471, S. 485).

■ *Positiver Stress – Eustress*

Die positive Psychologie ist eine relativ neue wichtige Richtung in der Wissenschaft. Ihr Ziel ist es, Menschen zu helfen, ein erfülltes Leben zu führen. Sie beschäftigt sich deshalb auch mit den positiven Seiten von negativem Stress (auch Disstress genannt) sowie dem sogenannten Eustress (z. B. einen Wettkampf zu gewinnen).

Auch die Bewältigung einer Depression bringt viele positive Erfahrungen mit sich. Diese können Sie ebenfalls in diesem Buch unter der Überschrift »*Die hilfreiche Seite der Depression*« (S. 43) nachlesen.

Maßnahmen zur Stressbewältigung

Kurzfristige Strategien:
- Lenken Sie Ihre Wahrnehmung auf andere, positive Themen um und beschäftigen Sie sich mit hilfreichen Gedanken und *positiven Selbstwertüberzeugungen*. (s. S. 99–118)
- Entspannen Sie sich, oder greifen Sie zu den *Sofortmaßnahmen am Morgen*. (s. S. 38)
- Führen Sie beruhigende Selbstgespräche oder wenden Sie die *Zweispaltentechnik* (s. S. 102) an oder die Übung *Ermutigung*. (s. S. 44)
- Bauen Sie den Stress durch *körperliche Aktivitäten* ab.

Langfristige Maßnahmen:
- Üben Sie Ihre hilfreichen und *positiven Gedanken* ein.
- Pflegen Sie Ihre *Kontakte* und tauschen Sie sich aus.
- Machen Sie ein *Problemlösetraining*.
- Erlernen Sie eine für Sie passende *Entspannungsmethode*.
- Machen Sie sich *Tagespläne* und teilen Sie Ihre Zeit gut ein.
- Erweitern Sie Ihre *erfreulichen Aktivitäten*.

Wenn das Leben aus zu viel »*Müssensollen*« besteht, kann sich der Stresspegel ebenfalls erhöhen. Achten Sie deshalb auch auf ein Gleichgewicht von Pflichten und Freiräumen – so wie der unbekannte Verfasser des folgenden Gedichts, das meine Freundin, Gabi Gurk, in der Berliner U-Bahn entdeckt hat:

Vom »Wollendürfen«

Also,
wenn ich nur darf, wenn ich soll,
aber nie kann, wenn ich will,
dann mag ich auch nicht, wenn ich muss;

wenn ich aber darf, wenn ich will,
dann mag ich auch, wenn ich soll,
und dann kann ich auch, wenn ich muss.

Denn schließlich:
Die können sollen, müssen wollen dürfen

Den Stress, den sie gerade noch aushalten kann, stellte meine Patientin im folgenden Bild dar.

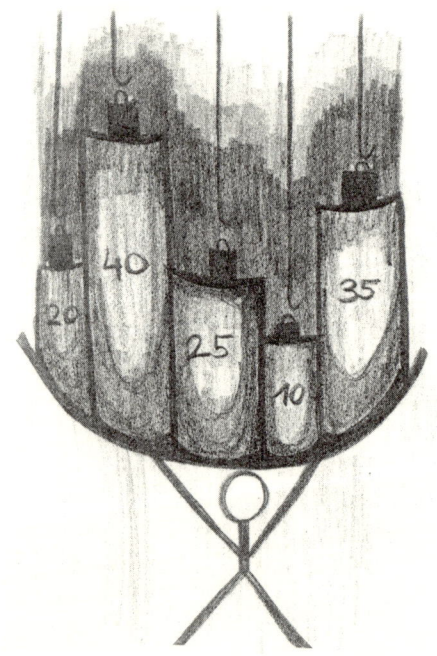

»Würde jede einzelne meiner Belastungen über 50 steigen, so würde ich unter dieser Last zusammenbrechen.«

2. Lieber positiv aktiv als passiv depressiv! Ein Patientenbericht

»Wie schwer war es doch für mich noch vor einem Jahr, zu Ihnen zu kommen, und meine Gewohnheit, mich ins Bett zu verkriechen, zu überwinden. Es erschien mir damals nahezu unmöglich, mich körperlich und sozial zu aktivieren. Woher sollte ich die Energie nehmen? Meine Gedanken kreisten nur in Negativ-Spiralen: ›Ich bin nutzlos, ich kann nichts, ich bin schuld, ich bin wertlos, alle anderen sind besser als ich …‹ Ich habe schließlich durch meine Psychotherapie erfahren, dass mir die verhaltenstherapeutischen Methoden, kombiniert mit meinen Fähigkeiten und Disziplin, von Woche zu Woche aus meiner Passivität und depressiven Stimmung einen Schritt weiterhelfen konnten.

Hatte ich es geschafft, am Morgen gleich aufzustehen, war es auch leichter, gleich zu duschen und später dann Morgengymnastik zu machen und beim Frühstück einen Tagesplan zu erstellen. Als ich dann so weit war, fiel es mir wieder leichter, zu joggen und Kontakte zu pflegen. Nachdem dies gelungen war, konnte ich auch wieder mehr Freude an **Aktivitäten** wie Biergartenbesuch, Telefonieren, Radfahren, Waldspaziergängen, Bummeln, Lesen usw. empfinden. Nachdem ich Schritt für Schritt positiver und aktiver wurde, hat sich allmählich auch mein **Selbstwertgefühl** verbessert.

Das Einüben hilfreicher und positiver Gedanken war ein hartes Stück Arbeit für mich. Anfangs setzten sich oft die negativen Gedanken durch. Ich lernte jedoch die **positiven Gedanken** wie Vokabeln auswendig. Dadurch wurde meine ›positive Spur im Gehirn‹ zunehmend breiter und die negative schmäler.

Grundlage für diese Erfolge war natürlich die **Verringerung meiner Belastungen,** was schwierig war, aber in diesem Jahr schon ganz gut gelungen ist. Die therapeutischen Übungen lassen mich nun hellhöriger für die Unterscheidung zwischen Belastungen, die mir guttun (wie z. B. Sport und Gartenarbeit), und schädlichen Belastungen (wie Überstunden oder Übernahme der Mutterrolle für meine eigene Mutter) werden. Wichtig war für mich auch, meine **Grundbedürfnisse** zu berücksichtigen und die Regeln für ein gesundes Leben einzuhalten.

Ich weiß, dass das alles noch lange beibehalten werden muss, damit ich noch stabiler werde und keinen Rückfall mehr bekomme. Und natürlich schwankte auch während dieses Jahres meine Stimmung auf und ab, jedoch in der Summe ging es Stufe für Stufe bergauf.

Ein Jahr lang bin ich wöchentlich zu meinen Therapiesitzungen gegangen, zunehmend lieber, weil ich durch eine positivere und aktivere Lebenseinstellung immer mehr Lebensqualität bekam. Meine Therapeutin meint, dass wir nun noch etwa ein halbes Jahr Stabilisierungsarbeit machen werden, mit größeren Sitzungsabständen zwischen zwei und vier Wochen. Wenn wir dann einen **Rückfall-Prophylaxe-Plan** erstellt haben, kann ich die Therapie beenden und mit den gesammelten Materialien und Übungen mir ein Selbsthilfeprogramm für die kommenden Jahre erstellen.«

Diese »Zwischenbilanz« stammt von einer 28-jährigen Patientin, die aufgrund übergroßer Arbeitsbelastung und falscher Verantwortlichkeit für ihre Herkunftsfamilie depressiv wurde; außerdem waren Angststörungen in ihrer Familie verbreitet.

Die gesamte Therapie hindurch galt für sie und für mich das **Motto »lieber positiv aktiv als passiv depressiv«.** Die folgenden *Wohlfühlinseln* hat sie sich als »positiven Erinnerungsanker« für jeden Tag im Badezimmer aufgehängt.

Wohlfühlinseln

In meiner Wohnung

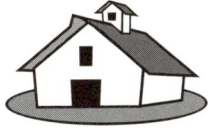

Wärmflasche – warmes Bad – Duftlampe

Entspannung – Klaviermusik – Schultern massieren – summen

ein Bild betrachten – Kuscheldecke – an einer Blume riechen

Handschmeichler fühlen – Joga-Übungen – Feldenkrais

ein warmes Fußbad – Atemübungen – Parfum benutzen

den Sternenhimmel betrachten – sich ausweinen – eine Tasse Tee

Witze lesen – auf dem weichen Teppich liegen

ein Hörbuch anhören – eine Ziele-Liste schreiben

die Wohnung aufräumen und schmücken

Draußen in der Natur

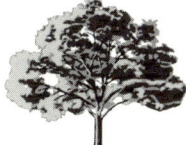

Füße in einen Bach hängen – Purzelbäume schlagen

in der Sonne sitzen – Kastanien sammeln – eine Katze streicheln

den Wolken zusehen – auf einer Parkbank sitzen – ein Gedicht schreiben

an Blüten riechen – Beeren pflücken – Fotos machen

barfuß durch den Sand laufen – Moos befühlen

auf einer Kiesbank sitzen – seltene Pflanzen entdecken

dem Rauschen eines Wasserfalls lauschen – malen

Steine in den Fluss werfen – im Schatten eines Baumes liegen

Pilze riechen – Gänseblümchen pflücken – feuchten Lehm kneten

freihändig Fahrrad fahren – Kinder betrachten

Herbstlaub riechen – durch den Schnee stapfen

Teil II

Was ist eine Depression? – Merkmale und »Erste Hilfe«

1. Niedergeschlagenheit – Traurigkeit – Melancholie oder Depression?

»Menschen, die häufiger als üblich niedergeschlagen oder un-glücklich sind, sagen oft, sie seien ›depressiv‹. In den meisten Fällen bezeichnen sie damit einen vollkommen normalen Stim-mungsumschwung, vielleicht eine Reaktion auf traurige Ereig-nisse, verständliche Erschöpfung oder bedrückende Gedanken. Wir alle sind von Zeit zu Zeit niedergeschlagen, doch nur eine bedauernswerte Minderheit leidet an einer depressiven Stö-rung.« (Comer, 2008, S. 214) Nicht jede so empfundene depres-sive Stimmung ist eine behandlungsbedürftige Depression. Dies veranschaulicht auch das folgende Beispiel.

Beispiel

Frau B., 32 Jahre alt, stellt sich bei mir mit der Eigendiagnose »Depression« vor. Sie klagt über ihre melancholische Stimmung, ihre Schulden, Ärger wegen der Einmischungsversuche ihres Vaters, Traurigkeit nach dem Tod ihrer geliebten Großmutter, Schwierigkeiten mit ihrer Chefin am Arbeitsplatz und allgemeine Unzufriedenheit mit ihrer Lebenssituation. »Ich bin ständig de-pressiv und schlecht gelaunt, denke nur noch negativ, schreie meine Kinder an und weiß nicht, wie ich all diese Probleme lösen soll.«

Die Diagnostik ergibt keine behandlungsbedürftige Depres-sion oder eine andere Störung mit Krankheitswert, aber eine Reihe von Alltagsproblemen, die es zu lösen gibt. Ich empfehle Frau B. verschiedene Selbsthilfe-Übungen aus diesem Buch, um die genannten Probleme besser bewältigen zu können. Da Frau B. auch keine Anzeichen für eine andere psychische Erkrankung hat, versuche ich ihr das ganz normale »Auf und Ab des Lebens« zu vermitteln, für das in der Regel eine Psychotherapie oder medikamentöse Behandlung nicht notwendig und auch nicht sinnvoll ist. Ich kläre sie auch darüber auf, dass möglicherweise niederschwelligere Angebote wie ein Eltern- oder Kommunikationstraining, Mediation, Erziehungsberatung, Schuldnerberatung usw. möglicherweise der nächste Schritt wären, falls es ihr nicht gelingen sollte, sich selbst zu helfen.

Nicht jede traurige Stimmung ist eine Depression

»Nicht jede traurige Stimmung darf mit einer Depression gleichgesetzt werden. Trübe Gedanken gehören zum Alltag, sie vergehen auch schnell wieder. Eine Enttäuschung wird nach Tagen durch neue Erlebnisse verdrängt. Die Zeit heilt Wunden. Beim Verlust oder Tod eines nahen, geliebten Menschen ist die Trauer oft tief und länger anhaltend, oft ein ganzes Jahr. Wir können aber voraussagen, dass sich die Stimmung fast immer wieder aufhellt. Eine solche traurige Verstimmung, auch wenn sie momentan noch so tief sitzt, bezeichnen wir nicht als Krankheit.« (Hautzinger, 2006, S. 8)

Unsere Stimmungen wechseln ein ganzes Leben lang zwischen angenehmen und unangenehmen Gefühlen wie Freude und Traurigkeit, Energie und Erschöpfung, Vertrauen und Enttäuschung, Zuversicht und Hoffnungslosigkeit, Überraschung, Ärger usw. Positive und negative Stimmungen sind verständliche Reaktionen auf alltägliche Ereignisse. Sie kommen und gehen. Dieser Wechsel der Gefühle ist naturgegeben und hilft uns, uns immer weiter zu entfalten und zu entwickeln (siehe auch Übungsblatt *Basisgefühle* auf S. 28).

Eine *normale Niedergeschlagenheit* vergeht innerhalb eines erträglichen Zeitraums und beeinträchtigt die tägliche Rollenerfüllung nicht nachhaltig. Dennoch ist es auch in einer solchen Phase nützlich, zu den in diesem Buch genannten Selbsthilfemöglichkeiten zu greifen, um sich innerlich zu stabilisieren. Solche Stimmungstiefs können auch nützlich sein (vgl. Information: *Die hilfreiche Seite der Depression* in diesem Buch).

Eine *behandlungsbedürftige Depression mit Krankheitswert* dagegen ist eine anerkannte psychische Erkrankung. Sie beeinträchtigt die Alltagsbewältigung manchmal so stark, dass die Patienten zu den einfachsten Tätigkeiten nicht mehr in der Lage sind. Sie müssen sich meist zwingen, zur Arbeit zu gehen, Hausarbeiten zu verrichten oder mit ihren Kindern zu spielen. Sie fühlen sich energielos, leer, gelähmt oder einfach nur »miserabel«. Sie wachen oft sehr früh auf und geraten dann – wenn sie im Bett liegen bleiben und nicht gegensteuern – oft in einen negativen Grübelkreislauf, der tagelang anhalten kann. Dies kann in schweren Fällen zu Selbstmordgedanken als vermeintlich letzte Fluchtmöglichkeit aus den Belastungen des Lebens führen.

Heute weiß man auch, dass es bei Depressiven häufig einerseits eine *familiäre Disposition* geben kann und andererseits eine *Störung im Hirnstoffwechsel*, insbesondere betrifft dies das Zusammenspiel von Serotonin, Noradrenalin, Dopamin und Acetylcholin. Die Schlüsselneurotransmitter führen zu Defiziten wichtiger Proteine und anderer Substanzen in den Neuronen. »Solche Defizite innerhalb der Neuronen können Ihrer Gesundheit schaden und damit zu Depressionen führen« (Comer, 2008, S. 220). Sowohl die Behandlung mit antidepressiven Medikamenten (bei schweren Depressionen unbedingt erforderlich) als auch Psychotherapie wirken sich auf die genannten Hirn-Stoffwechselstörungen positiv aus, am besten in Kombination.

Bei schweren Depressionen hilft am besten die Kombination von Medikamenten und Psychotherapie

Auch Einflüsse von *hormonellem Ungleichgewicht* – insbesondere von Kortisol und Melatonin – werden diskutiert. Frauen im Klimakterium z. B. werden oftmals durch die Hormonumstellung depressiv. Hier kann auch eine Hormonsubstitution – nach fachärztlicher Untersuchung – hilfreich sein. *Dauerstress* kann ebenfalls Depressionen auslösen. Auch eine Unterfunktion der *Schilddrüse* kann depressiv machen.

Bei allen Depressionen mit Krankheitswert kann die Kombination von Psychotherapie und einer möglichst raschen fachpsychiatrischen und medikamentösen Therapie helfen. Es gibt zunehmend Hinweise, dass biomedizinische (u. a. medikamentöse) und psychologische Therapien die gleichen positiven Veränderungen im Gehirn erzeugen. Forscher haben u. a. herausgefunden, dass Patienten mit einer kognitiven oder einer medikamentösen Therapie einer Depression die gleichen Veränderungen zeigten (Gerrig u. Zimbardo, 2008, S. 627).

Das vorliegende Buch ist sowohl für Menschen geeignet, die vielleicht nur unter einer vorübergehenden Verstimmung, als auch für diejenigen, die unter einer krankheitswertigen Depression leiden.

In jedem Fall ist es wichtig, sich mit Ihren Gefühlen und deren Auslösern zu beschäftigen. Unabhängig davon, warum Sie sich gerade verstimmt, traurig, niedergeschlagen oder depressiv fühlen, kann Sie das Übungsblatt »Basisgefühle« unterstützen, sich mit ihren Gefühlen auseinanderzusetzen.

Basisgefühle

Das Übungsblatt auf S. 28 kann Ihnen helfen, sich mit der ganzen Palette menschlicher Gefühle zu beschäftigen und sie genauer zu benennen.

Die Grundgefühle (1. Spalte) existieren über alle Kulturen hinweg. Sie sehen, dass die unangenehmen Gefühle die angenehmen überwiegen. Das ist in uns allen so angelegt und hat eine wichtige Entwicklungs- und Überlebensfunktion.

Die Begleitgefühle (2. Spalte) können ergänzt werden.

Tragen Sie in die 3. Spalte zu den jeweiligen Grund- und Begleitgefühlen Ihre eigenen, erlebten Gefühlssituationen ein. ▶

Unangenehme Gefühle haben wichtige Funktionen

Grundgefühle	Begleitgefühle	Erlebte Situationen
Freude	▪ Zuneigung ▪ Begeisterung ▪ Liebe ▪ Zufriedenheit ▪ Lust ▪	
Trauer	▪ Bedrücktheit ▪ Einsamkeit ▪ Mutlosigkeit ▪ Niedergeschlagenheit ▪ Enttäuschung ▪	
Furcht	▪ Angst ▪ Hilflosigkeit ▪ Scham ▪ Unsicherheit ▪ Aufregung ▪	
Wut	▪ Ärger ▪ Aggression ▪ Zorn ▪ Rage ▪ Hass ▪	
Überraschung	▪ Verwunderung ▪ Erstaunen ▪ Verblüffung ▪ Verwirrung ▪ Fassungslosigkeit ▪	
Ekel	▪ Missmut ▪ Abneigung ▪ Widerwille ▪ Überdruss ▪ Abscheu ▪	
Verachtung	▪ Gleichgültigkeit ▪ Missbilligung ▪ Ablehnung ▪ Misstrauen ▪ Erniedrigung ▪	

2. Ich bin nicht allein – eine Information zu einer weitverbreiteten Erkrankung

Mit Ihrer depressiven Stimmung sind Sie in unserer Gesellschaft nicht allein. Sehr viele Menschen kennen ähnliche Gefühle. Bei manchen sind sie schwächer ausgeprägt, bei anderen stärker. Frauen sind häufiger betroffen als Männer.

Depressionen sind weitverbreitet. Das Zentralinstitut für Seelische Gesundheit hat festgestellt, dass 11,5 % der Bevölkerung im erwerbsfähigen Alter – im Laufe eines Jahres – von einer *behandlungsbedürftigen* depressiven Erkrankung betroffen sind. Dies entspricht einer Zahl von 5,6 Millionen Menschen.

Gegenwärtig leiden ca. 25 Millionen Europäer unter Depressionen. Insgesamt sind Depressionen (in allen Abstufungen) mit 25 bis 30 % eindeutig die häufigsten seelischen Störungen (Hautzinger, 2006, S. 20).

■ Das Lebenszeitrisiko beträgt:
für Depression etwa 18 %
für Dysthymien etwa 4 % (s. S. 34)
für Bipolare Störungen etwa 3 % (de Jong-Meyer et al. 2007).

Eine Erhebung des Kompetenznetzes Depression ergab, dass zwischen 8 % (Männer) und 14 % (Frauen) an einer ausgeprägten Depression litten. Nimmt man leichte Depressionen und depressive Beschwerden hinzu, dann sind es 28 %.

Unter Depressionen zu leiden muss nicht heißen, am Leben nicht teilhaben zu können.

Auch depressive Menschen können am Leben teilhaben

■ Es gibt viele berühmte, trotz ihrer Erkrankung sehr kreative und leistungsfähige, depressive Menschen, wie z. B.
Martin Luther
Ludwig van Beethoven
Leo Tolstoi
Hermann Hesse
Paul Gauguin
Winston Churchill
Marylin Monroe usw. (Hautzinger, 2006, S. 19).

Depressionen verändern unsere Gedanken, unsere Gefühle, den Stoffwechsel und andere Körperfunktionen sowie unsere Verhaltensweisen anderen Menschen gegenüber. Wenn depressive Erkrankungen frühzeitig erkannt werden, sind sie mit psychologischen, psychotherapeutischen Methoden und manchmal zusätzlich oder in erster Linie (je nach Form und Ausprägung der Depression) mit den geeigneten Medikamenten gut behandelbar.

Übung   **Selbsttest: »Habe ich eine Depression?«**

Im Folgenden sind Symptome einer Depression aufgezählt, die jedoch auch bei anderen Erkrankungen auftreten können. Deshalb ist dies nur eine erste ungefähre Selbsteinschätzung und noch keine Diagnose. Geben Sie jedem der folgenden Symptome einen Wert von 0 (keine Anzeichen), 1 (ein wenig), 2 (deutlich) bis 3 (sehr stark ausgeprägt) für die vergangenen 14 Tage.

- Appetitverlust
- Bestrafungsgefühle
- Energieverlust
- Entscheidungsprobleme
- Erhöhte Ermüdbarkeit oder Erschöpfung
- Traurigkeit
- Interessensverlust
- Konzentrationsprobleme
- Mutlosigkeit/Hoffnungslosigkeit
- Reizbarkeit
- Schlafstörungen – verringerter Schlaf
- oder erhöhtes Schlafbedürfnis
- Schuldgefühle
- Selbstablehnung
- Selbstmordgedanken
- Selbstvorwürfe
- Unruhe
- Verlust an sexuellem Interesse

- Verlust von Freude
- Versagensgefühle
- Weinen
- Wertlosigkeitsgefühle
  (s. a. Beck, Depressionsinventar II, Deutsche Bearbeitung: Haut-
  zinger, 2006).

Liegt Ihr Gesamtwert *unter 18* (und wenn Sie keine Selbstmordgedanken haben), dann können Sie sich wahrscheinlich mit
Selbsthilfemethoden und den Übungen aus diesem Buch weiterhelfen.

Wenn viele der genannten Merkmale über mehr als zwei Wochen gleichzeitig, ständig und ausgeprägt vorliegen, und/oder
Sie einen Gesamtwert *über 18* erzielen, dann leiden Sie möglicherweise unter einer leichten bis mittelschweren depressiven
Erkrankung.

Werte *über 28* können auf eine schwere, dringend und sofort
behandlungsbedürftige Depression hinweisen.

Depressionen mit Krankheitswert werden auch als *Affektive
Störungen* bezeichnet. Sie können in unterschiedlichen Formen
und Ausprägungsgraden auftreten.

- Sie können ganz milde ausgeprägt sein
- kürzere oder längere Zeit dauern
- mit körperlichen Beschwerden einhergehen
- einmalig oder wiederkehrend auftreten
- und auch noch von verschiedenen anderen Symptomen begleitet sein.

Wenn Sie glauben, an einer Depression zu leiden, dann kann ein
Psychologischer Psychotherapeut oder ein Psychiater erst nach
gründlicher Untersuchung – auch mit verschiedenen klinischen
Fragebögen – die richtige Diagnose stellen. Weitere fachliche
Informationen über »akute Depressionen« finden Sie bei Haut-
zinger (2009).

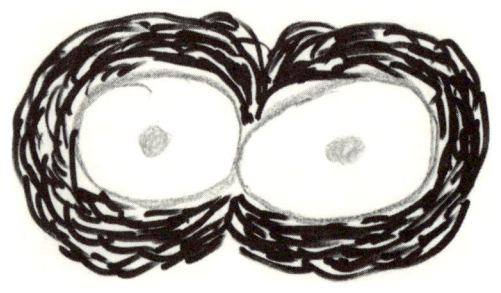

Das Bild spiegelt das depressive Gefühl einer 43-jährigen Patientin zu Beginn der Depression wider: »In mir ist es ganz dunkel, es gibt nur kleine Gucklöcher, die mich nach außen blicken lassen.«

3. Erscheinungsformen von Depressionen

Hier ein Überblick über die unterschiedlichen Erscheinungsformen von depressiven Verstimmungen bis hin zu schweren, behandlungsbedürftigen Depressionen.

- Der Begriff »Depression« oder »Ich bin heute depressiv« wird manchmal auch fälschlicherweise für eine ganz **normale melancholische Stimmung** oder Traurigkeit verwendet. Sie finden in diesem Buch einige Anleitungen, wie Sie auf eine gesunde Art und Weise mit diesen Gefühlen umgehen können.
- Falls Ihre wiederkehrenden unangenehmen Gefühle durch bestimmte Ereignisse ausgelöst werden, liegt möglicherweise gar keine Depression vor, sondern vielleicht nur eine **gesunde Reaktion** auf belastende Ereignisse. Hier hilft Ihnen eine *Belastungsanalyse* oder die Übung *Energiekuchen*.
- Der sogenannte **Baby-Blues**, den etwa ein Drittel der Mütter kennt, ist ein normales, meist nur ein drei bis sechs Tage dauerndes, körperliches und seelisches Tief nach der Geburt. Hierfür ist v.a. die hormonelle Umstellung verantwortlich. Der Körper reguliert dies in der Regel selbst wieder.

- Sehr viele Frauen kennen – verursacht durch die Hormonumstellung vor der Periode – eine gereizte oder bedrückte Stimmung, das sog. **Prämenstruelle Syndrom**. Gelingt es, sich darauf einzustellen, dass dies nach einigen Tagen auch wieder vorübergeht, ist keine Behandlung notwendig.
- Ebenfalls »normal« ist die sog. **Entlastungsdepression**. Sie tritt oft nach Phasen intensiver Anstrengung, wie Prüfungen, Examensarbeiten, Hausbau usw., auf. Wenn diese Projekte abgeschlossen sind, empfinden die Menschen manchmal Leeregefühle, welche sich ähnlich wie depressive Stimmungen anfühlen. Ruhe und Ablenkung oder z. B. eine Urlaubsreise können helfen, sich wieder allmählich mit Freude und Antrieb neuen Aufgaben zuwenden zu können.
- Bei der – eher leichteren – **Saisonalen Herbst- und Winterdepression** kann relativ gut eine sog. Lichttherapie helfen, d. h. eine tägliche Bestrahlung durch eine Speziallampe. Hierzu reicht es aus, ca. eine Stunde täglich vor einer Lichtquelle (mit 25 000 oder 10 000 Lux) zu sitzen und ca. alle 30 Sekunden in die Lichtquelle zu sehen. Nebenbei kann auch gelesen werden (vgl. Nikelewski, 2008, S. 149).

Beispiel

Aus der Not eine Tugend machen – oder zwei Fliegen mit einer Klappe schlagen: Einer meiner Patienten übte während der Taglichtbestrahlung täglich eine Stunde Gitarre, um diese Zeit sinnvoll zu nutzen. Seine Stimmung verbessert sich dadurch deutlich. Heute tritt er mit seiner Gitarrengruppe öffentlich auf.

- Wenn Ihre Symptome erst vor einigen Wochen zum ersten Mal aufgetreten sind, so handelt es sich vielleicht nur um eine **einzelne depressive Episode**. Hier helfen Ihnen verschiedene Übungen aus diesem Buch. Bei zunehmender Ausprägung der Depression sollten Sie einen Facharzt für Psychiatrie und/ oder einen Psychologischen Psychotherapeuten aufsuchen.

■ Sollte Ihre Traurigkeit mit Überlastung oder ungesundem Stress in Zusammenhang stehen, so liegt vielleicht eine **Erschöpfungsdepression** oder Burn-out-Reaktion vor, die Sie vielleicht auch durch eine Stressanalyse und eine Auszeit sowie durch verschiedene Übungen aus diesem Buch selbst in den Griff bekommen können. Falls Ihnen dies nicht gelingen sollte, kann Ihnen ein Psychologischer Psychotherapeut oder Arzt weiterhelfen.

Bei Anzeichen für folgende Formen der Depression sollten Sie unbedingt fachliche Hilfe beanspruchen:

■ Sollten Ihre Symptome bereits früher schon einmal über mehrere Wochen Ihr Leben deutlich beeinträchtigt haben, so handelt es sich möglicherweise um eine **wiederkehrende oder auch rezidivierende Depression**.

■ Wenn Ihre Symptome schon seit vielen Jahren immer wieder in relativ milder Form auftreten, Sie aber mit den wesentlichen Anforderungen des täglichen Lebens dennoch fertig werden, so könnte es sich um eine **Dysthymie** handeln. Tage und Wochen mit gutem Befinden können durch Monate mit depressiven Symptomen unterbrochen sein.

■ Als **Zyklothymie** wird eine andauernde Instabilität der Stimmung bezeichnet, mit zahlreichen Perioden leichter Depression und leicht gehobener Stimmung. Diese Stimmungsschwankungen sind relativ leicht und werden von den Betroffenen ohne Bezug zu Lebensereignissen oder Auslösern erlebt.

■ Wechseln sich Ihre depressiven Verstimmungen mit euphorischen Zuständen ab, in denen Sie sich eher überaktiv, ungewöhnlich hochgestimmt und reizbar fühlen, so könnte es sich auch um eine **bipolare Störung** handeln, früher auch »Manisch-Depressive Erkrankung« genannt, die dringend medikamentös behandelt werden muss.

■ Falls Sie eine *körperliche* Erkrankung haben (z. B. eine schwere Infektion, Gehirndurchblutungsstörung usw.) oder sich in einem Hormon-Mangel-Zustand befinden (Essstörungen, Schilddrüsenunterfunktion usw.), kann dies auch zu einer **somatogenen Depression** führen.

■ Als Folge von *Magersucht und Bulimie* finden sich neben Zwängen häufig auch behandlungsbedürftige Depressionen, selbst dann, wenn die Essstörung bereits wieder überwunden ist.

■ Eine **Wochenbettdepression** verläuft im Gegensatz zu dem o.g. »Baby-Blues« sehr viel schwerer und kann ein halbes Jahr und länger dauern. Sie ist eine Stoffwechselstörung, die dringend den Besuch bei einem Psychiater und eine medikamentöse Behandlung erfordert. Begleitend kann hier auch – für den notwendigen Aufbau eines guten Mutter-Kind-Kontakts – eine psychotherapeutische Behandlung helfen.

■ Auch *traumatische Erlebnisse* können zu depressiven Stimmungen führen. Hier ist oft eine Traumabehandlung durch einen Spezialisten hilfreich.

■ Bei Verlusterlebnissen wie z.B. dem Tod naher Angehöriger dauert die Zeit des gesunden Trauerns in der Regel ca. ein Jahr. Die Stimmung ist während dieser Zeit häufig gedrückt, wird jedoch normalerweise im Laufe eines Jahres zunehmend mehr auch stunden- oder tageweise besser. Sollte Ihre Trauerreaktion jedoch nach etwa eineinhalb bis zwei Jahren immer noch regelmäßig sehr heftig sein und mit intensiven Schuldgefühlen einhergehen, so leiden Sie möglicherweise unter einer *komplizierten Trauerreaktion*, die einer ärztlichen und psychotherapeutischen Behandlung bedarf.

Sie sehen, dass es ein *Gefühls-Kontinuum* von gesunder Verstimmung oder Traurigkeit bis zu Depressionen mit Krankheitswert gibt.

Unausgeglichenheit – gedrückte Stimmung – Traurigkeit – Niedergeschlagenheit – Verzweiflung

Melancholie – Missmut – Sorgen – Kummer – Wehmut – Trübsal – Schwermut

Sollten Sie sich unsicher sein, unter welcher Art von depressiver Stimmung Sie länger als zwei Wochen leiden, ist es wichtig, einen Psychotherapeuten oder Arzt aufzusuchen, der Ihnen sicherlich helfen kann, die richtige Diagnose zu stellen und Ihre Leidenszeit zu begrenzen.

All diesen Zuständen ist jedoch gemeinsam, dass sich immer wieder negatives Denken bzw. selbstabwertende und teilweise auch unrealistische Gedanken einschleichen. Diese werden dann übermächtig und prägen den Alltag, wenn Sie nicht baldmöglichst

Mit positiven, hilfreichen und gesunden Gedanken gegensteuern

Achten Sie auch gleichzeitig darauf, in Ihrem Alltag kleine *Wohlfühlinseln* zu installieren, sich zu bewegen und Ihrem Alltag eine Struktur zu geben. Hierzu finden Sie auf den folgenden Seiten, insbesondere auch im Kapitel C, eine Reihe von Anregungen.

Den Teufelskreis durchbrechen

Wenn Sie nicht aktiv gegen Ihre entmutigenden Gedanken und Gefühle angehen, dann geraten Sie leicht in einen negativen *Teufelskreis*. Diesem können Sie durch *Sofortmaßnahmen* (z. B. am Morgen) und Ihre eigenen positiven Gedanken und Verhaltensweisen vorbeugen und ihn durchbrechen. Hierzu im Folgenden zwei Übungen.

Übung: Den Teufelskreis durchbrechen

Hier finden Sie einen »Teufelskreis für Traurigkeit«, der vielleicht bei Ihnen ähnlich aussieht. Bitte ergänzen Sie Ihre eigenen Erfahrungen. Überlegen Sie sich dann mit den folgenden Sofortmaßnahmen, wo Sie Ihren Teufelskreis durchbrechen können.

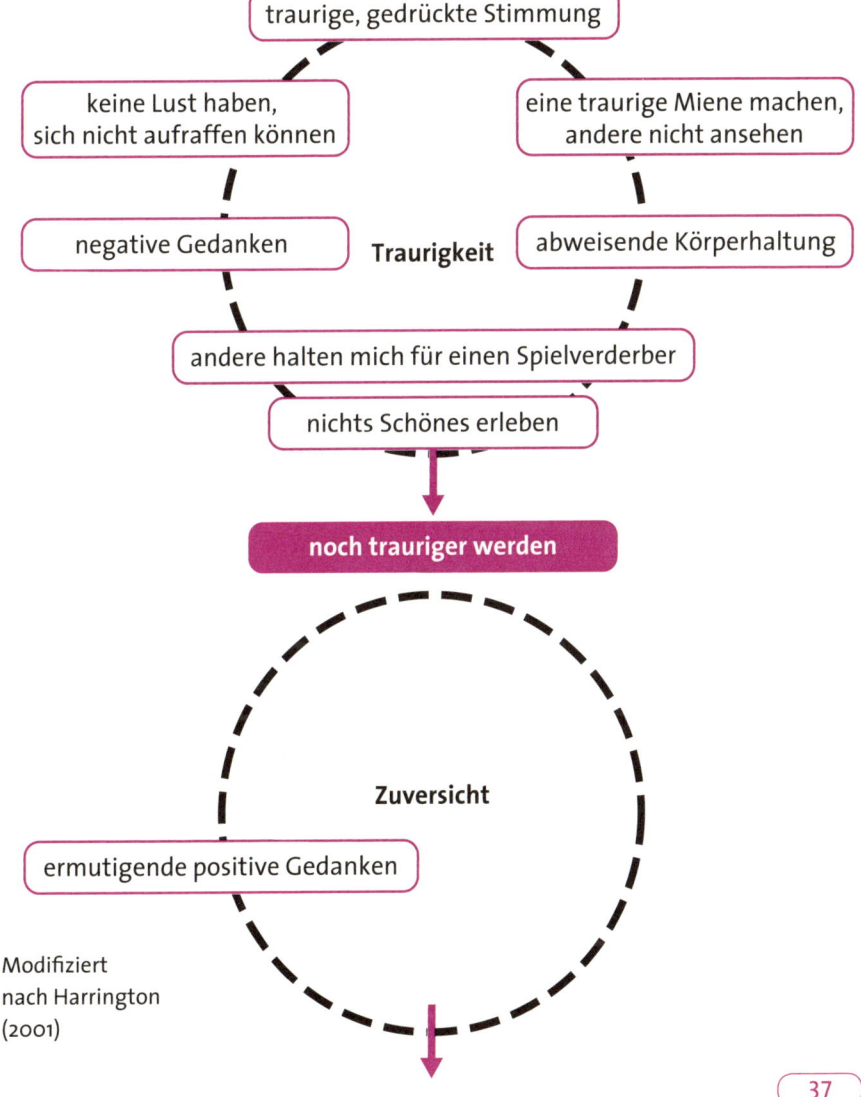

Modifiziert
nach Harrington
(2001)

Übung: Sofortmaßnahmen am Morgen – 25 Möglichkeiten, den Teufelskreis zu durchbrechen

Jede Tätigkeit ist für Ihre gedrückte Stimmung besser als Nichtstun. Bitte schätzen Sie jede der folgenden Tätigkeiten von 0 (= nicht möglich) über 5 (= gelingt mir) bis 10 (= sehr hilfreich) ein und wählen Sie die für Sie hilfreichsten aus. Versuchen Sie diese dann über mehrere Wochen hinweg, in Ihrem Alltag umzusetzen.

1. Sofort nach dem Klingeln des Weckers aufstehen
2. Kalt duschen
3. Fünf Minuten Morgengymnastik (Hüpfen, Kniebeugen usw.)
4. Tanzen zur Lieblingsmusik
5. Eine Runde an der frischen Luft laufen
6. Telefonieren
7. Zeitung lesen
8. Vor sich hin singen
9. Malen, basteln, handarbeiten
10. Einkaufen gehen
11. Zehn Menschen auf der Straße anlächeln
12. Rad fahren, Joggen oder Walken
13. Essen zubereiten
14. Einen Besuch machen
15. Jemandem seine Hilfe anbieten
16. Schwimmen gehen
17. Comics lesen
18. Kreuzwort-, Logikrätsel oder Sudoku lösen
19. Fünf Wutsätze aufschreiben
20. Die Wohnung putzen
21. Mit Kindern ein Brettspiel machen
22. Schminken, sich schmücken und schön anziehen
23. Ziele aufschreiben
24. Ein Geschenk basteln oder einkaufen
25. Eine Erledigungsliste erstellen und abarbeiten

Versuchen Sie nun den Teufelskreis der Traurigkeit durch Ihre ausgewählten Aktivitäten zu durchbrechen und erleben Sie selbst, wie sich dieses Verhalten auf Ihre Gedanken, Ihre Gefühle, Ihre Mimik, Ihre Körperhaltung, Ihre Wirkung auf andere und Ihren zukünftigen Verhaltensspielraum auswirkt. Tragen Sie dann dies alles in den positiven Kreis »Zuversicht« auf S. 37 ein.

Natürlich ist es wichtig, dass Sie sich Ihre unangenehmen Gefühle auch erlauben, sie zulassen, ihre Bedeutung erforschen, sie annehmen und versuchen, deren hilfreiche Seite der Weiterentwicklungsmöglichkeiten zu erkennen.

Sollten sich jedoch Ihre unangenehmen Gefühle und Verhaltensweisen wie in einem Teufelskreis automatisieren und »festfressen«, dann sind die genannten Sofortmaßnahmen, besonders am Morgen, wichtig, um diesen Teufelskreis zu durchbrechen.

4. Entstehung und Ursachen von Depressionen – Risiko- und Schutzfaktoren

Forschungsergebnisse zeigen, dass meist das Zusammenspiel mehrerer Ereignisse und Faktoren eine Depression verursachen.

Bei jeder Person besteht eine unterschiedliche Erkrankungsanfälligkeit aufgrund biologischer Faktoren, lebensgeschichtlicher Ereignisse und Belastungen oder auch einer familiären Disposition.

Zu den **biologischen Faktoren** zählt unter anderem der Hirnstoffwechsel. Die Botenstoffe (Neurotransmitter) des Nervensystems, die für die Übertragung und Verarbeitung aller Informationen verantwortlich sind, müssen sich in einem Gleichgewicht befinden. Besteht z. B. bei den speziellen Botenstoffe Serotonin und Noradrenalin ein Mangel, so gibt es im Netzwerk des Nervensystems Übertragungsprobleme. Eine über längere Zeit bestehende Veränderung des Gleichgewichtes dieser und anderer Substanzen durch angeborene Schwächen oder durch akute oder chronische Belastungen – es wird inzwischen auch »einseitige Ernährung« diskutiert – kann zu einem Ausbruch der Depression führen. Dauerstressoren kommen ebenfalls als wichtige Auslöser für eine Depression infrage. »Wenn Stressoren mit wechselnder Intensität über eine lange Zeit auf den Menschen einwirken, können Stress-Symptome auftreten und es kommt zu Dauerstress ... dieser bewirkt dann erhebliche Stoffwechselverschiebungen, besonders eine erhöhte Ausschüttung des Stresshormons Kortisol und Störungen der Funktionen des autonomen Nervensystems. Diese Veränderungen führen zu körperlichen Krankheiten und sind Mitauslöser für Depressionen.« (Hautzinger, 2006, S. 26) Auch verschiedene Medikamente können zu Depressionen führen.

Zu den **lebensgeschichtlichen Belastungen** zählen traumatische Erlebnisse, andauernde Überforderungssituationen, Verlusterfahrungen in der Kindheit, Lieblosigkeit, Abwertungen, übermäßige Strenge oder andere Entwicklungsbedingungen, die nur wenig Raum ließen, ein stabiles Selbstwertgefühl zu entwickeln.

Von einer familiären **Disposition** und **Vulnerabilität** (erhöhter Verletzlichkeit) spricht man, wenn in der Familie gehäuft Depressionen oder andere psychische Erkrankungen auftreten. Meist kommen zu dieser Veranlagung und Verletzlichkeit noch verschiedene Belastungen, die dann schneller eine Depression auslösen können.

Auch **Denk- und Verhaltensgewohnheiten** spielen bei der Entstehung von Depressionen eine wichtige Rolle. Hier ein Beispiel:

Info

■ **Die vier Erlebnisebenen**

Gedanken: Die meisten depressiven Menschen beschäftigen sich überwiegend mit negativen und destruktiven Gedanken.
Gefühle: Diese Gedanken erzeugen Gefühle von Minderwertigkeit, Hoffnungslosigkeit, Schuld, Versagen.
Körper: Müdigkeit und Antriebslosigkeit verstärken sich.
Verhalten: Wie in einem Teufelskreis führt dies dann zu häufiger Selbstkritik und schließlich zu noch geringerem Selbstwert. Dadurch verblasst die positive Ausstrahlung auf andere Menschen bis hin zu einer eher abweisenden, ablehnenden Ausstrahlung.

Neben den sog. Risikofaktoren helfen die sog. **Resilienz- oder Schutzfaktoren**, Depressionen zu überwinden, hier einige Beispiele:

- verlässliche Bindungen
- Intelligenz
- Problemlösefähigkeiten
- soziales Netz
- Kommunikationsfähigkeiten
- positive Aktivitäten
- Ziele
- Selbstwert
- positives Denken
- Zuversicht, Hoffnung
- körperliche Fitness
- ein anregendes Umfeld
- körperliche Gesundheit usw.

Diese Schutzfaktoren sind teilweise angeboren, teilweise können Sie sich diese auch aneignen. Hierzu finden Sie viele Anregungen in diesem Buch.

Schutzfaktoren bewusst erarbeiten

Mit dem folgenden Übungsblatt »*Ursachen-Lösungs-Mosaik*« können Sie sich selbst mit dem Wissen, das Sie sich inzwischen aus den vorangegangenen Seiten erworben haben, ein ganz persönliches Ursachenmosaik zusammenstellen.

Wählen Sie zunächst die früheren und heutigen Situationen aus, die möglicherweise auslösend für Ihr Stimmungstief sind oder waren, suchen Sie dann eine Bezeichnung für das Problem und schreiben Sie ebenfalls das dazugehörige Gefühl auf.

Wenn Sie sich anschließend mit möglichen Lösungen beschäftigen (für jedes Problem 1–3 Lösungen, zunächst ohne Bewertung), dann können Sie in Ihre Lösungsvorschläge auch Ihre persönlichen Schutzfaktoren, Ressourcen, Begabungen, Fähigkeiten und gelungene Lösungen aus der Vergangenheit mit einbeziehen.

Übung: Ursachen-Lösungs-Mosaik

Tragen Sie hier bitte zunächst in die Mitte Ihr Grundgefühl ein und anschließend alle anderen damit verbundenen Situationen, Probleme, Ursachen und Gefühle. Bewerten Sie dann die Belastungen von 0 bis 100.

Überlegen Sie sich anschließend für jedes Problem entsprechende Lösungen. Bewerten Sie zum Schluss von 0–100, wie hilfreich jede einzelne Lösung für Sie ist

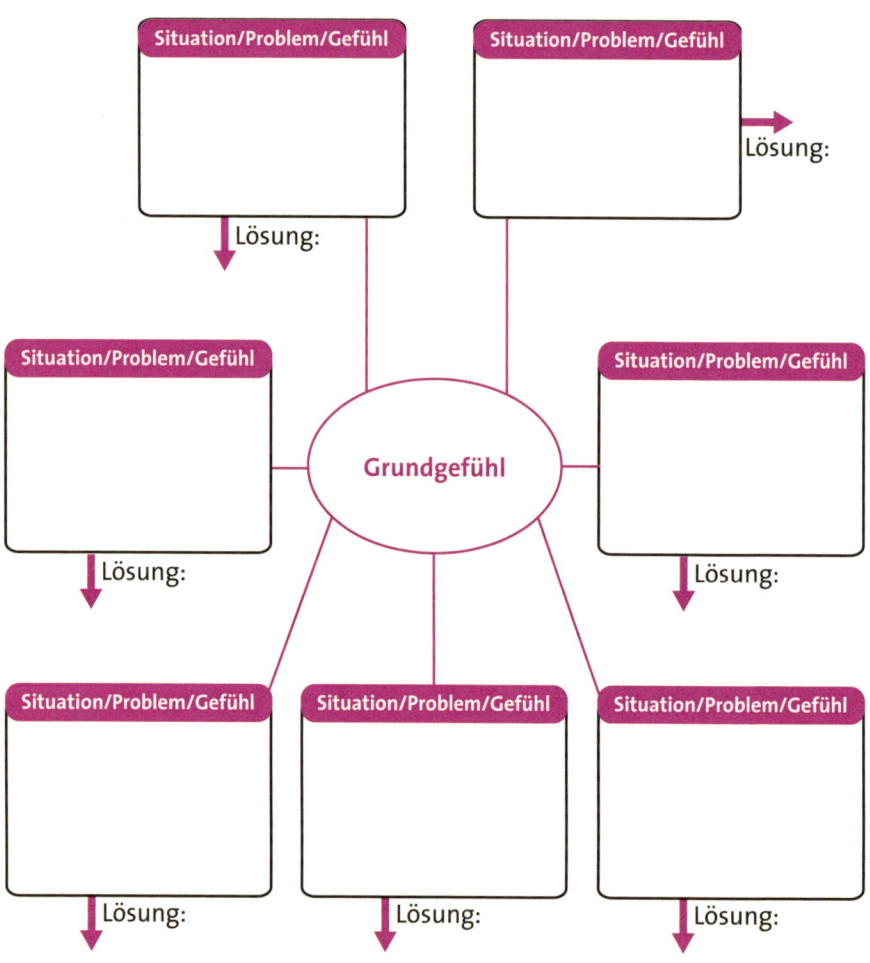

5. Die hilfreiche Seite einer Depression

Beispiel

Meine Depression hat mich irgendwie stärker gemacht. Sie und meine Therapie haben mich gelehrt, wie positiv es für mich ist, mir zu erlauben, »Hilfe zu beanspruchen« und einen Selbsthilfeplan zu entwickeln. Ich habe mich zum ersten Mal mit der Bedeutung unangenehmer Gefühle auseinandergesetzt und gelernt, dass sie eine Entwicklungsbedeutung haben. Meine Unzufriedenheit habe ich als wichtigen Lebensmotor erkannt. Ich habe neue Fähigkeiten entwickelt.

Bewusster zu leben und die kleinen alltäglichen Dinge des Lebens wahrzunehmen und genießen zu lernen, gibt mir eine ganz neue Lebensqualität. Ich bin mitfühlender und verständnisvoller mit anderen Menschen geworden. Ich habe erfahren, wie erlösend – auch für einen Mann – Weinen sein kann. Neben all den schweren Stunden, die sie mir bereitet hat, und der intensiven Therapiearbeit bin ich meiner Depression auch dankbar, dass sie aus mir einen bescheideneren und bewussteren Menschen gemacht hat. (Herr A., 43 Jahre, Kaufmännischer Angestellter)

Viele meiner Patienten sprechen im Verlauf oder am Ende der Psychotherapie und der Auseinandersetzung mit ihrer Depression von den positiven Aspekten ihrer Depression, und so mancher möchte diese Erfahrung nicht mehr missen. Hier eine Auflistung der von meinen Patienten häufig genannten Aspekte.

Depression als Chance?

Sich klarer werden
Stärken nutzen

Fähigkeiten mobilisieren
Akzeptanz erlernen

Sich in andere besser einfühlen können
Die wesentlichen Dinge des Lebens erkennen

Sich gesellschaftlich engagieren
Sich selbst überprüfen

Sich neue Ziele setzen
Sich Weinen erlauben

Arbeitsbelastungen reduzieren
Beziehungen stabilisieren

Sich abgrenzen lernen
Den Selbstwert stärken

Mit unangenehmen Gefühlen umgehen lernen
Echter, ehrlicher und authentischer werden

Carpe diem – den Tag im Hier und Jetzt genießen
Selbstentwicklung

Erwachsen werden

Übung	Ermutigung statt Entmutigung

Bevor Sie die nächsten Zeilen lesen, darf ich Sie bitten, sich 5 Minuten Zeit zu nehmen, all Ihre positiven, ermutigenden und tröstenden Gedanken zu notieren, die für Sie irgendwann in Ihrem Leben schon einmal hilfreich waren.

Wenn Sie dann so weit sind, können Sie zunächst folgende – Ihnen vielleicht auch bekannten – »entmutigenden« Gedanken lesen und auf sich wirken lassen. Diese stammen von einer Patientin, die immer versuchte, den vermuteten Erwartungen anderer Menschen gerecht zu werden. Sie bewegte sich deshalb in einem depressiven, entmutigenden Gedankenkreislauf:

ich kann nichts
ich schaffe das nicht
ich weiß nichts
alle anderen sind besser als ich
was denken nur die anderen von mir
keiner mag mich

Vielleicht spüren Sie schon beim Lesen, wie diese negativen Sätze die Stimmung drücken können. Vielleicht wollen Sie noch Ihre eigenen Gedanken hinzufügen. Nun versuchen Sie, ermutigende Gegengedanken zu finden.

Im Laufe der Therapie erarbeitete die oben genannte Patientin die 10 wertvollsten ermutigenden positiven Sätze, welche sie (auf grünen Karteikärtchen) anschließend in ihrem Alltag begleiteten:

1. *Ich sorge für mich*
2. *Ich probiere es aus*
3. *Besser einen kleinen Schritt als gar keinen*
4. *Besser ein positiver Satz als ein negativer*
5. *Jeder Mensch hat Stärken und Schwächen, auch ich*
6. *Ich denke an meine drei schönsten Erlebnisse*
7. *Ich nehme mich selbst liebevoll an*
8. *Ich schreibe mir meine fünf wichtigsten Stärken auf*
9. *Ich kann nie so werden wie andere, aber immer mehr ich selbst*
10. *Jedes unangenehme Gefühl kommt und vergeht auch wieder*

In meiner psychotherapeutischen Arbeit bezeichne ich positive Gedanken gerne auch als ermutigende, hilfreiche, gesunde, aufmunternde, tröstende Gedanken, weil diese Worte oft treffender sind. Wichtig ist, dass sie sich stimmig und realistisch anfühlen.

6. Positiver Umgang mit dem Partner, der Familie und Freunden

■ **Angehörige befinden sich meist in einer schwierigen Situation**

Angehörige und Freunde von Menschen mit depressiven Stimmungen fühlen sich oft verantwortlich, sind irritiert und verunsichert, insbesondere auch dann, wenn der Betroffene auf liebevolle Zuwendung nicht reagiert. Häufig wird das depressive

Verhalten als Missachtung ihrer Bemühungen interpretiert. Eine Verärgerung ist dann die Folge. Dies führt aber noch mehr zum depressiven Rückzug des Erkrankten. Auf der anderen Seite kann sich auch eine Überfürsorglichkeit der Bezugspersonen bis hin zum Gefühl der Entmündigung entwickeln, dies macht Sie als Betroffener dann noch passiver und gibt Ihnen das Gefühl, ausgeliefert und völlig inkompetent zu sein.

■ Angehörige brauchen eigene Energiereserven

und dürfen sich nicht für Ihre Krankheit verausgaben. Aufopferung von Angehörigen und Freunden, Übertreibung oder Überbehütung hilft weder dem Kranken noch den Bezugspersonen. Auch Appelle »sich zusammenzunehmen« helfen nur sehr begrenzt, ebenso wenig vorgespielte Fröhlichkeit. Das kostet den Partner nur unnötige Kraft und verzehrt seine eigenen Energiereserven.

Sollte es Ihnen passieren, dass Sie trotz gegenteiliger Empfehlung »jammern«, dann ist es am besten, Ihr Partner geht nicht darauf ein und betreibt auch keine Ursachenforschung. Ihr Partner kann Ihnen für Ihre Bemühungen Bestätigung geben und kleine Fortschritte anerkennen. Angehörige können Sie darin unterstützen, dass Sie am Morgen regelmäßig aufstehen (und nicht im Bett liegen bleiben), am Abend nicht zu früh zu Bett gehen und tagsüber Aktivitäten planen.

Es ist auch wichtig, dass Ihr Partner seine eigenen Hobbys und Kontakte weiterpflegt – nur dann hat er noch übrige Energien für Sie und Ihre Depression. Hier zur Veranschaulichung ein Angehörigen-Beispiel:

Beispiel Im Rahmen einer Partnersitzung sitzt Frau S. mit Tränen in den Augen zusammen mit ihrem depressiven Ehemann in meinem Therapieraum. Sie klagt: »Ich kann nicht mehr. Seit Monaten versuche ich, meinem Mann aus dieser Depression herauszuhelfen. Ich nehme ihm alles ab, nur damit er sich hinlegen und ausruhen kann. Ich höre mir mehrmals täglich seine Sorgen an, tröste ihn, rede ihm gut zu, mache ihm Vorschläge, aber nichts nimmt er an. Im Gegenteil, wenn ich mal nicht so intensiv auf ihn eingehe, dann gibt er mir auch noch die Schuld an seinem Zustand. Eigentlich wird alles nur noch schlimmer. Ich bekomme keinerlei Anerkennung oder Zuwendung mehr von ihm. Unsere Freunde ziehen sich auch allmählich zurück. Ich habe auch schon das Gefühl, krank zu sein. Er übertreibt kleine Alltagssorgen. Unsere kleine Tochter ist auch schon ganz beunruhigt. Ich kann so nicht mehr weitermachen, ich habe keine Kraft mehr!«

Damit es bei Ihnen und Ihren Angehörigen nicht so weit kommt, sollen Ihnen folgende positive Empfehlungen helfen, Ihre Angehörigen auch in der Depression als liebevoll und hilfreich – statt ärgerlich und hilflos – zu erleben:

■ 20 Empfehlungen für einen positiven Umgang mit Bezugspersonen

Freunde und Familie – ein hilfreiches Umfeld

1. **Werden Sie zum Experten für die Depression** und lehren Sie Ihre Umgebung mit folgenden positiven Empfehlungen, wie Sie am schnellsten gesund werden können.

2. **Erzählen Sie von Ihrer Depression,** das erleichtert. Geheimhaltung würde Sie nur unnötig unter Druck setzen und Ihnen Schuldgefühle machen. Aber sprechen Sie möglichst nicht häufiger als 1 × in der Woche davon, es sei denn, Sie benötigen akute Hilfe.

3. **Sagen Sie, dass die Depression eine Krankheit ist,** für die es Hilfe gibt und die in der Regel auch wieder vorübergeht.

4. **Entbinden Sie Ihren Partner von der Therapeutenrolle.** Er hat es erstens nicht gelernt, und selbst wenn, hat er nicht die notwendige professionelle Distanz zu Ihnen. Er ist emotional

viel zu sehr mit Ihnen verbunden, um die Lage objektiv beurteilen zu können.

5. **Entlasten Sie sich und Ihre Umgebung,** indem Sie versichern, dass Sie professionelle Hilfe beanspruchen. Ihre Bezugspersonen sind dann sehr viel eher in der Lage, auf der persönlichen Ebene zu Ihnen zu stehen.

6. **Bitten Sie Ihre Umgebung, sich zu informieren,** insbesondere auch über Ihre Form und Heilungsmöglichkeiten der Depression. Gehen Sie mit gutem Beispiel voran, werden Sie selbst zum Experten.

7. **Informieren Sie Ihre Umgebung, dass Ihnen Weinen guttut.** Wenn Sie wieder weinen und sich so richtig »ausweinen« können, sind Sie meist auf dem Wege der Besserung. Es tut dann oft einfach gut, in den Arm genommen zu werden. Sagen Sie aber, was Ihnen in diesem Moment am liebsten ist.

8. **Machen Sie Vorschläge** für gemeinsame Aktivitäten (oder, falls es Ihnen gar nicht möglich sein sollte, bitten Sie Ihre Umgebung, Vorschläge zu machen).

9. **Nehmen Sie Vorschläge an** oder teilen Sie Aktivitäten in kleine Schritte ein – entsprechend Ihrem momentanen Energieniveau. Durch die Umsetzung von ausgewählten Vorschlägen Ihrer Umgebung geben Sie ein positives Feedback, dass die Bemühungen um Sie lohnend waren. Sie erhalten sich dadurch auch weiterhin soziale Unterstützung.

10. **Verschieben Sie gemeinsame Großprojekte** und lebenswichtige Entscheidungen auf die Zeit nach der depressiven Phase, wenn Sie wieder mehr Energie haben. Oder warten Sie nach der ersten Medikamenteneinnahme etwa vier Wochen ab, bis das Antidepressivum wirkt.

11. **Nehmen Sie Lob und Anerkennung an,** wenigstens durch ein »Danke, das freut mich« oder »Dein Lob tut mir gut«. Auch wenn das Lob in Ihnen Widerspruch hervorrufen

sollte, behalten Sie ihn für sich. Denn Lob-Abwehr oder Abwertungen schadet den Beziehungen.

12. **Suchen Sie Lösungen,** aber keine Schuld bei sich oder anderen. Eine Person oder ein Ereignis ist meist nicht die alleinige Ursache. Hierbei kann Ihnen das *Problemlösetraining* in diesem Buch helfen.

13. **Achten Sie auf Selbstfürsorge** und lehnen Sie überfürsorgliches Verhalten Ihrer Umgebung ab. Das passiert meist dann, wenn Sie zu viel gejammert haben und dadurch z.B. Ihr Partner das Gefühl bekommt, Sie »retten zu müssen«. Dabei würde er aber nur selbst ausbrennen. Benutzen Sie für Ihre Selbstfürsorge auch die *Verstärkerliste* in diesem Buch.

14. **Geben Sie dem Partner keine Schuld,** denn für eine Depression gibt es selten nur einen einzigen Auslöser oder Schuldigen, höchstens den sogenannten »Tropfen, der das Fass zum Überlaufen bringt«.

15. **Pflegen Sie Ihre sozialen Beziehungen.** Auch wenn es noch so schwerfällt, rufen Sie an, verabreden Sie sich, planen Sie kleine Aktivitäten oder gehen Sie auf Vorschläge für gemeinsame Unternehmungen ein.

16. **Stecken Sie Ihre Umgebung mit positiven Äußerungen an,** aber nicht mit Ihrer depressiven Stimmung. Das fällt natürlich jedem Depressiven ganz besonders schwer. Aber: Es nützt Ihnen und Ihrer Familie nichts, wenn alle traurig, hilflos und inaktiv werden. Machen Sie sich jeden Tag eine kleine Lob-Liste für sich und Ihren Partner (bzw. Ihre Kinder, Bezugspersonen und Freunde), die Sie im Laufe des Tages zu äußern versuchen. Dies ist ein besonders wichtiger Beitrag zur Erhaltung Ihres sozialen Netzes.

17. **Testen und erweitern Sie Ihre Energiegrenzen,** überwinden Sie sich so gut es geht und geben Sie nicht zu schnell auf. Lustlosigkeitsgefühle lassen sich nicht überwinden, indem

Sie inaktiv sind oder sich ins Bett legen. Im Gegenteil, das verstärkt meist nur den Grübel-Teufelskreis und verunsichert Ihre Umgebung. Mit jeder kleinsten Aktivität oder Initiative macht der Depressive auch seinem Partner (und seiner Umgebung) eine kleine Freude. Es ist auch ein Hoffnungsschimmer für Ihre Bezugspersonen, dass vielleicht auch bald wieder ein gesundes Leben möglich ist.

18. **Jammern dürfen Sie gegenüber Ihrem Therapeuten,** der kann damit umgehen und Ihnen aus dem »Jammertal« heraushelfen. Aber machen Sie Ihre Bezugspersonen nicht durch ständiges Jammern hilflos und ärgerlich. Sie brauchen jetzt besonders ihre Hilfe und Freundlichkeit, und Sie dürfen jetzt niemanden unnötig vergraulen. Bei diesem Ziel hilft Ihnen die Übung *Grübelstuhl.*

19. **Führen Sie ein Selbsthilfebuch** und tragen Sie sich täglich rote Angehörigen-Erfolgspunkte ein, wenn es Ihnen gelungen ist, eine oder mehrere der genannten Empfehlungen umzusetzen.

20. **Planen Sie gemeinsam Hilfe für den Notfall** und schreiben Sie die entsprechenden Telefonnummern auf. Wenn Angehörige Sorge haben sollten, Sie könnten sich etwas antun, so dürfen diese sich nicht scheuen, Sie sofort zum Arzt oder in ein Krankenhaus zu fahren. Besprechen und planen Sie dies gemeinsam und rechtzeitig, damit es nicht nötig wird, aufgrund Ihres möglichen Widerstandes die Polizei einzuschalten (was ansonsten im Falle einer akuten Selbst- bzw. Suizidgefährdung auch gegen den Widerstand des Patienten getan werden muss). Es ist für Sie wesentlich weniger belastend, wenn Sie – im Notfall – in der Begleitung wohlwollender Angehöriger freiwillig in einem Krankenhaus ankommen.

Falls Sie *Medikamente* verordnet bekommen haben, tun Sie nicht nur sich selbst, sondern auch Ihren Angehörigen einen großen Gefallen, wenn Sie diese *regelmäßig* – nach Vorschrift des Arztes – einnehmen. Informieren Sie auch darüber Ihren Partner. Machen Sie auf keinen Fall einen selbstständigen Absetzversuch, ohne diesen von Ihrem Arzt empfohlen bekommen zu haben. Bei unvorschriftsmäßigem Absetzen oder Reduzieren der Medikamente könnte es Ihnen – ohne Not – wieder schlechter gehen.

Gehen Sie nun mit Ihrem Partner oder ausgewählten Bezugspersonen diese Liste positiver Empfehlungen gemeinsam durch und ergänzen Sie diese durch Ihre eigenen Ideen.

Falls Sie eine Psychotherapie machen, legen Sie Wert darauf, dass die engsten Bezugspersonen – insbesondere Ihr Partner – einbezogen werden. Auch eine Paartherapie kann Ihnen helfen. »Unbestritten ist, dass Paartherapien nachweislich zu einem geringeren Rückfallrisiko beitragen können.« (Bodenmann, 2009, S. 109)

… und wie es mit Familie S. (s. S. 46) weiterging: **Beispiel**

Herr S. ging zum Psychiater und nahm regelmäßig das verordnete Antidepressivum ein. Parallel wurde eine verhaltenstherapeutische Psychotherapie durchgeführt. Im Abstand von drei bis fünf Wochen fanden – parallel zur Einzeltherapie – Paarsitzungen statt. Herr und Frau S. versuchten Schritt für Schritt die oben genannten »Übungen« umzusetzen. Besonders hilfreich war es für beide, das »Jammern« auf eine halbe Stunde in der Woche zu begrenzen und am Ende immer Lösungsmöglichkeiten aufzuschreiben. Frau S. nahm ihre eigenen Aktivitäten wieder auf. Es wurden Spiel-, Zuwendungs- und Kuschelzeiten sowie ein gemeinsames Bewegungs- und Unternehmungsprogramm vereinbart. Schritt für Schritt ging es dadurch – im Laufe eines halben Jahres – sowohl dem Patienten als auch der Familie wieder besser.

Jammern und Grübelverhalten sind oft ein Bestandteil von Depressionen und wirken häufig auf Außenstehende wie eine schlechte depressionsverstärkende Angewohnheit. Tatsächlich können Grübeln und Jammern auch zur Gewohnheit werden.

■ Das Jammern verstärkt die Grübelneigung und umgekehrt. Je seltener Sie beides tun, desto schneller können Sie Ihre Depression überwinden.

Deshalb ist es sinnvoll, das Jammern und Grübeln einzugrenzen und ihnen einen festen Rahmen zu geben. Dies geschieht durch folgende Übung, bei der eine begrenzte Zeit – allein im Raum – laut gejammert und gegrübelt werden darf.

Suchen Sie sich einen ungestörten Raum und stellen Sie einen unbequemen Stuhl, einen sogenannten Jammer- oder Grübelstuhl, auf.

Legen Sie dann eine bestimmte Tageszeit fest (z. B. jeden Nachmittag zwischen 17 und 17.15), in der Sie sich auf Ihren Grübelstuhl setzen und – allein im Raum – laut jammern dürfen. Stellen Sie sich einen Kurzzeitwecker auf maximal 15 Minuten. Wenn Ihr Wecker läutet, stehen Sie sofort auf und wenden sich einer anderen Tätigkeit zu.

Eine Erweiterung der Übung finden Sie auf S. 107.

Nach vier Wochen machen Sie diese Übung nur noch jeden dritten Tag, nach sechs Wochen nur noch einmal wöchentlich. Wenn das Jammer- und Grübelbedürfnis durch diese Übung langsam nachlässt, können Sie sich mit der Bedeutung Ihres Jammerns beschäftigen. Das Jammern kann z. B. folgende Funktionen und Bedeutungen haben:

■ **Entlastungsfunktion:** Ich will mich entlasten, indem ich einem anderen mein Leid erzähle.

- **Zuwendungsfunktion:** Ich muss den anderen immer wieder erzählen, wie schlecht es mir geht, damit mir geglaubt wird, damit ich verstanden werde oder Zuwendung bekomme.
- **Lautes Denken:** Die negativen Gedanken in meinem Kopf, die eigentlich nur Gedanken sind und keine Mitteilungen, spreche ich aus – ohne zu überlegen, wie es dem anderen damit geht.
- **Schlechte Angewohnheit:** Ohne dass ich es wirklich will oder mir überlegt habe, gebe ich dem Jammer-Automatismus nach.
- **Hilfsappell:** Mir geht es so schlecht, dass andere mich unterstützen müssen.

Wenn Sie eine für Sie zutreffende Funktion entdeckt haben, dann schreiben Sie alternative Lösungen auf (z. B.: »Ich sage meinem Mann, dass ich häufiger in den Arm genommen werden möchte« – statt zu jammern, um Zuwendung zu bekommen).

Es ist auch hilfreich für Sie, die **Signalfunktion** der Depression **auf gesellschaftlicher Ebene** zu berücksichtigen. Der Soziologe Alain Ehrenberg (2008) bezeichnet in seinem Buch »Das erschöpfte Selbst« die Depression als die Krankheit unserer Zeit und das Ergebnis der zunehmenden Individualisierung und Auflösung von Bindungen. »Sie ist eine *Krankheit der Verantwortlichkeit,* in der ein Gefühl der Minderwertigkeit vorherrscht. Der Depressive ist nicht voll auf der Höhe, er ist erschöpft von der Anstrengung, er selbst werden zu müssen.« (S. 15). Ehrenberg betrachtet die Depression auch als die Kehrseite einer kapitalistischen Gesellschaft, welche den Menschen zu einer »Produktivkraft« macht und bis zur Erschöpfung fordert. »Die Depression erinnert sehr konkret daran, dass sich selbst zu besitzen nicht gleichbedeutend ist mit grenzenlosen Möglichkeiten. Weil sie *uns anhält,* erinnert uns die Depression daran, dass man das Menschliche nicht hinter sich lässt…« (S. 304) und als weiteren **positiven Ausblick:** »Die Depression ist das Geländer des führungslosen Menschen, sie ist nicht nur sein Elend, sondern das Gegenstück zur Entfaltung seiner Energie.« (S. 306)

Übung: Energiekuchen

Als Mittel gegen Stress und um möglicher Überbelastung vorzubeugen, kann es sowohl für Sie als auch für Angehörige hilfreich sein, sich jeweils am Wochenanfang einen positiven Energiekuchen zu zeichnen.

Er kann Ihnen helfen, darauf zu achten, dass Ihre Batterie möglichst immer aufgeladen ist und Sie auch am Wochenende noch eine positive Energiebilanz haben.

Es ist wichtig, darauf zu achten, dass es genügend abwechslungsreiche Freizeit gibt. Jedes Teilstück dieses Rades enthält einen Freizeit- bzw. Energiebereich.

Beschriften Sie am Anfang der Woche die Felder Ihres Energiekuchens mit positiven Aktivitäten und schätzen Sie Ihre »Energieprozentpunkte« ein (Sie können hierfür auch unterschiedlich große »Tortenstückchen« aufmalen).

Tragen Sie dann täglich ein, wie Sie Energie getankt haben.

Am Ende der Woche bewerten Sie, ob diese für Sie ausreichend war oder ob Sie in der kommenden Woche noch neue Energiequellen hinzufügen möchten.

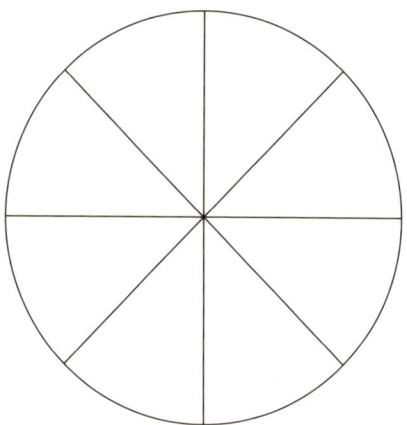

Mögliche Bereiche:
Sport – Natur – Kontakte – Musik – Unterhaltung – Sammeln – Entspannen – Gemeinschaft – Kreativität usw.
(Verwenden Sie hierfür auch die *Verstärkerliste* in diesem Buch.)

7. Antworten auf drängende Fragen, die Ihnen vielleicht auf der Seele liegen

Was ist mit mir los?

Wenn Sie darunter leiden sollten, dass sich in den letzten Wochen und Monaten Ihre Stimmung durchgehend verschlechtert hat und Sie unsicherer, energieloser, selbstzweiflerischer und inaktiver geworden sind oder auch ängstlicher, dann leiden Sie vielleicht unter einer bestimmten Form der leichteren oder schwereren Depression. Dies kann mit belastenden Ereignissen, ungünstigen Gewohnheiten oder auch mit einem Stoffwechselungleichgewicht in Ihrem Gehirn zusammenhängen. Der *Selbsttest* in diesem Buch und *Informationen* zu verschiedenen möglichen Arten von Depressionen sowie zahlreiche *Übungen* werden Ihnen weiterhelfen können.

Kann ich meine Unlust überwinden?

Manchmal erscheint Ihnen alles zu viel. Negative Gedanken, Unlust, Antriebslosigkeit und Trägheit führen zu dem ganz verständlichen Bedürfnis, sich unter der Bettdecke zu verkriechen. Oft erscheint Ihnen der Tag wie ein unüberwindlicher Berg, und am liebsten würden Sie sich vielleicht nur hinlegen. Hören Sie jedoch möglichst nur ganz begrenzt auf diese Gedanken und Gefühle. Je mehr Sie sich ausruhen und zurückziehen, desto ausgeprägter können Ihre depressiven Verstimmungen und die Unlustgefühle werden, bis Sie gar nicht mehr aus dem Bett aufstehen wollen. Je länger Sie tagsüber im Bett liegen, desto negativer wird – langfristig betrachtet – Ihr Zustand und desto stärker werden Sie grübeln und am Abend und in der Nacht möglicherweise unter Schlafstörungen leiden. Stehen Sie deshalb so früh wie möglich auf. Planen Sie jeden Tag ausreichend körperliche und geistige Aktivitäten ein, damit Sie auch am Abend müde sind und gut schlafen können (siehe auch *Gesundheitsprofil* und *positive Verstärkerliste*). Die Kraft für Aktivitäten kommt durch die Aktivitäten selbst, vor allem durch körperliche Bewegung, Unternehmungen und Kontakte. Nehmen Sie daher in kleinen,

Rückzug kann die Depression verschlimmern

geplanten Schritten wieder am Leben teil, das vertreibt Tag für Tag ein wenig mehr die Unlust (siehe *Selbstbelohnungstabelle* und *erfreuliche Aktivitäten*). Gleichzeitig ist es wichtig, den ungesunden Stress zu reduzieren. Versuchen Sie, dies mithilfe der *Stressanalyse* in diesem Buch herauszufinden.

Soll ich mich schonen oder fordern?

Lieber positiv aktiv, als passiv depressiv

Für Sie klingen die beiden Empfehlungen vielleicht widersprüchlich. Einerseits Ihren ungesunden Stress zu reduzieren (das ist gesunder Selbstschutz) und andererseits möglichst aktiv zu sein (das ist gesunder Energieaufbau). Tatsächlich erscheint das wie ein Balanceakt für Sie. Ungesunder Stress macht vor allem geistig und seelisch kraftlos. Gesunde Aktivitäten in Maßen führen eher zu einer gesunden körperlichen Müdigkeit. Versuchen Sie deshalb nach dem Motto dieses Buches zu leben »lieber positiv aktiv als passiv depressiv«. Das *Ursachen-Lösungs-Mosaik, die Stressanalyse*, die *Wohlfühlinseln*, der *Energiekuchen* und das *Wohlbefindlichkeitsprofil* können Ihnen dabei helfen, den Unterschied zwischen Schutz und falscher Schonung noch besser zu erkennen.

Wie soll ich Entscheidungen treffen?

Besser schnell entscheiden, als endlos zögern

Keiner von uns kann in die Zukunft blicken, deshalb wissen wir nie hundertprozentig, welche Entscheidung richtig ist. Unterscheiden Sie zwischen langfristigen und kurzfristigen, kleinen und großen Entscheidungen. Depressive Menschen überschätzen oft die Bedeutung einer noch so kleinen Entscheidung. Deshalb helfen kleine Tricks wie aufschreiben und blind mit dem Finger darauftippen oder alphabetisch vorgehen (**r**ausgehen oder **z**u Hause bleiben – also **r**ausgehen!). Verschieben Sie die langfristigen und großen Entscheidungen auf die Zeit, wenn es Ihnen wieder etwas besser geht. Sie können auch das *Problemlösetraining* in diesem Buch benutzen.

Was kann ich gegen meine Selbstvorwürfe tun?

Wenn Sie in Ihrer Kindheit Abwertungen (durch Eltern, Erzieher, Lehrer, Klassenkameraden usw.) gehört haben sollten, dann können Ihnen diese alten, falschen, unangemessenen Sätze – v. a. in einem geschwächten Zustand – wie Blitze in den Kopf schießen. Das sind aber meist nur alte, überholte Erzieher- oder Hänsel-Sätze, die für Sie heute, als erwachsene Person, nicht mehr passen (und ziemlich sicher hat das kleine Kind diese Sätze auch nicht verdient!!!). Sagen Sie sich »*das ist altes, überholtes Zeug von früher und hat heute keine Bedeutung für mich*«.

Wehren Sie diese ungehörigen Sätze mit einem symbolischen Schutzschild ab und behandeln Sie sich selbst mindestens genauso freundlich, wie Sie anderen Menschen begegnen. Die Würde Ihrer Freundin würden Sie auch nicht angreifen durch Sätze wie »Du bist nichts wert, eine Versagerin, dumm, blöd, kannst nichts, bist minderwertig…« Wenn Sie sich – wie alle Menschen dieser Welt – einmal ungeschickt verhalten haben, dann stellen Sie bitte nicht gleich den ganzen Wert Ihrer Person infrage. Die Übungen *Positive Selbstwertüberzeugungen* und *Hilfreiche Gedanken automatisieren* werden Ihnen dabei helfen.

Neue, erwachsene Überzeugungen finden

Wie kann ich meine Schuldgefühle loswerden?

Nur ganz selten machen wir »absichtliche« Fehler. Sollte es sich um einen ganz bewussten oder absichtlichen Fehler handeln oder einen absichtlichen Schaden, den Sie einem anderen zugefügt haben, dann wären Ihre Schuldgefühle oder Ihr schlechtes Gewissen berechtigt. In diesem Fall brauchen Sie aber auch nicht zu grübeln, sondern sich einfach nur zu »entschuldigen« oder den Fehler wiedergutzumachen.

Die Schuldgefühle, mit denen Sie sich in Ihrer Niedergeschlagenheit herumplagen, sind jedoch meist übersteigerte, unangemessene, negative Gedanken und keine echten Gefühle. Mit Selbstvorwürfen und Schuldgefühlen können Sie die kleineren und größeren – ganz normal menschlichen – Fehler des Lebens nicht mehr rückgängig machen. So mancher unbeabsichtigte

Ist Ihr Schuldgefühl wirklich angemessen?

»Fehler« hat sich außerdem nach Jahren schon als »Segen« erwiesen. Schuldgefühle sind deshalb meist völlig überflüssig. Bauen Sie Ihre Schuldgefühle mit positiven Gedanken ab und investieren Sie Ihre vorhandenen Energien in die Gegenwart und in die Zukunft (siehe Übungen: *Zwei-Spalten-Technik* und *Grübeleien in positive Selbstwertüberzeugungen verwandeln*). Sollten Sie irgendein ungelöstes Problem mit sich herumtragen, dann hilft es immer, sich bei einer Vertrauensperson auszusprechen, anstatt sich in einem Schuldgefühlekreislauf zu verfangen.

Wie gehe ich mit meinen Minderwertigkeitsgefühlen um?

Niemand ist minderwertig, nur weil er krank ist

Sie sind nicht minderwertig, sondern wahrscheinlich krank. Diese Krankheit mit den verschiedenen Stoffwechselproblemen in Ihrem Gehirn ist der Verursacher Ihrer abwertenden Gedanken und Gefühle, nicht Sie selbst. Wenn Sie sich einen Arm gebrochen haben, dann stellen Sie auch nicht den Wert Ihrer ganzen Person infrage. Sagen Sie sich deshalb »*diese negativen Gedanken über mich sind meine Krankheit und nicht ich selbst*«. Unterziehen Sie Ihre Gedanken schriftlich einer Überprüfung und beweisen Sie sich selbst, dass Sie oft nur Denkfehlern (Übertreibungen, negativen Prophezeiungen, Katastrophisieren usw.) auf den Leim gehen (siehe Übungen: *Lieber positive als belastende Gedanken, Reise zu den Stärken* und *Grübelstuhl*).

Komme ich jemals aus diesem Zustand wieder raus?

Ermutigung durch andere Betroffene

Ja, Sie haben, ebenso wie viele andere Betroffene, die Chance, Ihren Zustand zu verbessern oder sogar zu überwinden. Versuchen Sie es – bei leichteren Depressionen – zunächst mit Selbsthilfe, z. B. der Anwendung der verschiedenen Selbsthilfe-Übungen in diesem Buch. Wenn Sie nach einigen Wochen keine Besserung verspüren sollten, dann suchen Sie einen Psychologischen Psychotherapeuten auf, der sich auf Verhaltenstherapie spezialisiert hat. Gehen Sie zusätzlich auch zum Arzt. Er prüft, ob für Sie ein Antidepressivum infrage kommt (siehe auch Merkle 2006).

Wann soll ich professionelle Hilfe in Anspruch nehmen?

Wenn Sie eine leichte Depression ohne Suizidgedanken haben, dann können Sie es zunächst mit Selbsthilfe-Maßnahmen versuchen. Wenn Sie dafür keine Kraft haben und sich die Symptome nach 4 bis 8 Wochen intensiven Selbsthilfe-Bemühens nicht bessern sollten, dann kann eine Akutbehandlung sinnvoll sein. Bei sehr schweren Depressionen empfehle ich Ihnen zunächst umgehend eine stationäre Behandlung.

Es gibt Leitlinien zur Psychotherapie affektiver Störungen – die Sie der folgenden Tabelle entnehmen können –, nach denen sich Ihre Behandler auch richten werden.

Stufenweise Empfehlungen zur Depressionsbehandlung

Niedrigschwellige Maßnahmen:
- Selbsthilfe, Laienhilfe
- Diagnostik, Selbstbeobachtung, Selbstkontrolle
- Beratung, stützende Gespräche, Clinical Management, Psychoedukation

Akutbehandlung:
- Psychotherapie als Einzel-, Gruppen- oder Paartherapie
- Medikamentöse Behandlung
- Kombination von medikamentöser und psychotherapeutischer Behandlung

Erhaltungstherapie, Rezidivprophylaxe:
- Psychotherapeutische Erhaltungstherapie
- Medikamentöse Erhaltungstherapie
- Kombinierte Erhaltungstherapie

(nach de Jong-Meyer et al., 2007, S. 36)

Auf den nun folgenden Seiten werden Sie zahlreiche Selbsthilfemöglichkeiten und ausführliche Informationen finden. Wählen Sie diejenigen für sich aus, die Ihnen persönlich hilfreich erscheinen.

Teil III

Psychotherapie bei Depressionen – Vorgehensweise und Selbsthilfeübungen

Alle in diesem Buch genannten Methoden stammen aus der verhaltenstherapeutischen Psychotherapie. Die Verhaltenstherapie ist eine ganzheitliche Psychotherapie, deren Methoden wissenschaftlich untersucht sind, die *von den Krankenkassen anerkannt* ist und bezahlt wird. Sie können – soweit es Ihnen nicht gelingen sollte, sich selbst zu helfen – mit Ihrer Krankenversicherungskarte direkt zu einem verhaltenstherapeutischen Psychotherapeuten gehen, um in einigen Probesitzungen abzuklären, ob er Ihnen weiterhelfen kann.

1. Wie können die Methoden der Verhaltenstherapie helfen?

Beispiel Meinen Therapieraum betritt eine hübsche, groß gewachsene 35-Jährige, mit langem dunklem Haar und Tränen in den Augen. Sie ist sehr gepflegt, attraktiv und hat eine warme, liebevolle Ausstrahlung. Die verheiratete Mutter von drei Kindern, von Beruf Bankangestellte, berichtet von ihrem inneren Leid, das äußerlich nicht sichtbar ist: »Ich bin eine schlechte Mutter und Ehefrau. Ich bekomme meinen Alltag nicht mehr auf die Reihe, grüble ständig über Bemerkungen meiner Schwiegermutter, die im Haus lebt. Sie hält mich für unfähig und unordentlich. Auch wenn sie das so nicht ausspricht, spüre ich es tagtäglich. Auch meine Mutter, die ich zurzeit pflege, macht mir ständig Vorwürfe, nicht ausreichend Zeit für sie zu haben. Ich bekomme den Alltag fast nicht mehr hin und würde am liebsten den ganzen Tag im Bett liegen bleiben. Ich kann keine Dankbarkeit mehr dafür empfinden, dass wir fast kostenlos in diesem Haus leben dürfen. Ich bekomme deshalb auch häufig von meinem Mann Vorwürfe. Er mag sich auch mein Gejammere nicht mehr anhören, denn er ist auch schon völlig fertig und verliert die Geduld mit mir. Er schreit mich sogar hin und wieder an oder geht in die Kneipe, weil er es mit mir nicht mehr aushält.

Ich habe kaum noch Energie für meine Kinder und fühle mich schuldig und wertlos. In meinem Kopf ist nur noch ein negatives Gedankenkarussell. Ich kann mir gar nicht vorstellen, wie Sie mir aus dieser Misere heraushelfen könnten.«

Frau R. leidet unter einer behandlungsbedürftigen leichten depressiven Episode mit Antriebsmangel, Interessensverlust, frühmorgendlichem Erwachen und Morgentief (vgl. Dilling et al., 2008). Es liegen sowohl eine familiäre Disposition für Depressionen und Angsterkrankungen vor als auch schwerwiegende aktuelle Auslöser und eine Erschöpfungsreaktion nach längerer Krankheit und Pflege der leiblichen Mutter.

Nach einer ausführlichen Diagnostik (mithilfe von Fragebögen), Befragung (Anamnese und Exploration) über fünf Sitzungen wird für Frau R. gemeinsam ein Behandlungsplan aufgestellt, der folgende Elemente enthält:

1. Psychoedukation: Vermittlung des Krankheitsmodells unter Einbeziehung des Partners
2. Abbau von Belastungen und Aufbau von Entspannung und Genussfähigkeit
3. Kognitive Umstrukturierung: Aufbau positiven statt negativen Denkens
4. Aufbau von positiven Aktivitäten und Verstärkern
5. Aufbau von Selbstsicherheit und Selbstwertgefühl
6. Förderung der Abgrenzungsfähigkeiten und Autonomieförderung; Aufbau einer erwachsenen Beziehung zur Herkunftsfamilie.

Wie das genau abläuft, erfahren Sie nun aus folgender Kurzdarstellung verhaltenstherapeutischer Methoden. Jede psychotherapeutische Behandlung wird jedoch ganz individuell geplant und durchgeführt.

Während meiner jahrzehntelangen psychotherapeutischen Tätigkeit sind mir keine genau gleichen Menschen oder Therapien begegnet. Jede Person ist einzigartig. Ein geflügeltes Therapeutenwort besagt deshalb auch, dass es so viele Therapien gibt wie Menschen.

Dennoch finden sich in der Verhaltenstherapie wissenschaftlich belegte und gut wirksame Behandlungsbausteine, die in jeder verhaltenstherapeutischen Psychotherapie einer Depression – mit unterschiedlichen Schwerpunkten – eingesetzt werden (vgl. auch Mitmansgruber & Reinecker, 2008). Die wichtigsten Methoden möchte ich im Folgenden darstellen.

Unter dem Begriff »Verhaltenstherapie« versteht man ein strukturiertes Behandlungskonzept, das, bezogen auf die Depression, folgende Schritte beinhaltet:

- Zunächst werden in den sogenannten probatorischen Sitzungen durch Befragung (Anamnese und Exploration), Fragebögen und Tests (z. B.: BDI = Depressionsinventar von *Beck*, Fragebogen zum Lebenslauf [Görlitz, 2009, S. 256–262] usw.) die Probleme und **Ursachen** analysiert und eine **Vertrauensbeziehung** zwischen dem Patienten und dem Psychotherapeuten aufgebaut.
- Nach etwa fünf Sitzungen werden, ausgehend von der jeweiligen Problemlage, gemeinsam **Therapieziele** erarbeitet, wobei die Therapieinhalte individuell angepasst werden. Großer Wert wird auf die Transparenz gelegt, d. h. auf die Vermittlung des zugrunde liegenden therapeutischen Modells und der Methoden, sowie auf das gemeinsame Herausarbeiten von Gedanken, Gefühlen, Körperreaktionen und Verhaltensweisen.
- Über die gesamte Behandlung hinweg führt der Patient eine sogenannte **Selbstbeobachtungsliste** (s. Beispiel S. 63), in der

Selbstbeobachtungsliste von .... bis ....

Stimmung 0 bis 30 = gedrückt bis depressiv / 40 bis 60 = durchschnittlich / 70 bis 100 = gehoben bis seltene Glücksmomente)

Bitte in den kommenden Wochen täglich ausfüllen	Montag	Dienstag	Mittwoch	Donnerstag	Freitag	Samstag	Sonntag
Stimmung 0 – 100 morgens, mittags, abends mögliche Gründe							
Angenehme Erfahrungen a) Was habe ich heute gut gemacht? Worüber habe ich mich gefreut? b) Wie habe ich mir selbst geholfen?							
Aktivitäten Therapieübungen Kontakte körperliche Aktivitäten Unternehmungen Hobbys anderes							
Körperlicher Zustand a) Schlaf von bis b) Medikamente c) Alkohol d) Kaffee e) Energie 0 – 100							
Symptomatik: .... a) in welchen Situationen aufgetreten b) in welchen Situationen gebessert							
Eigene Beobachtungen							

er u. a. seine Stimmung, alles Positive, Probleme und seine Bewältigungsversuche täglich notiert.

- Für die Zeit zwischen den Sitzungen werden mit dem Patienten **therapeutische Übungsaufgaben** vereinbart, die er im Alltag umsetzt. So werden möglichst bald durch diese Übungen dem Patienten kleine Erfolge vermittelt, die seiner Hoffnungslosigkeit entgegenwirken und damit auch die Therapie- und Veränderungsmotivation erhöhen (Therapie der kleinen Schritte).

Ziele und Behandlungsbausteine

Falls Sie eine Psychotherapie beginnen, freuen Sie sich über den Luxus, dass Sie eine Psychotherapeutin oder einen Psychotherapeuten gefunden haben, der sich über 25 bis 80 Sitzungen (je nach Schwere Ihrer Depression) ein- bis zweimal in der Woche jeweils 50 Minuten lang nur mit Ihnen und Ihrem Gesundungsprozess beschäftigt. Patienten mit positiver Motivation und Mitarbeitsbereitschaft bei eigenem Leidensdruck haben auch eine günstige Heilungsaussicht (Prognose).

- Sie können sich auf die Psychotherapie freuen.

Der *Therapieplan* wird mit Ihnen besprochen, in jeder Sitzung auf Sie zugeschnitten und in Ihrem persönlichen Tempo durchgeführt. Die Reihenfolge und der Umfang der folgenden Therapiebausteine wird Ihrer Persönlichkeit, Ihren Problemen und Bedürfnissen flexibel angepasst. Zahlreiche der erwähnten Übungsblätter und Übungen finden Sie in diesem Buch.

1. Ursachen erforschen und Ursachen beheben

Zu Beginn einer Verhaltenstherapie wird Ihnen Ihr Therapeut behilflich sein, auslösende Belastungen und Ursachen herauszufinden, z. B. Ihr *Ursachen-Lösungs-Mosaik* (in diesem Buch S. 42) und eine *Stressanalyse* (S. 16) zu erstellen. Dies hilft Ihnen, Ihre Depression besser zu verstehen und auch passende Lösungsansätze für die einzelnen Bausteine zu finden.

2. Eine gesunde Lebensbasis aufbauen

Vielleicht haben Sie schon das *Gesundheitsprofil* zu Beginn dieses Buches ausgefüllt und bereits eine Ahnung davon bekommen, wie wichtig es ist, für eine gesunde Lebensbasis zu sorgen. Hierzu gehören ausreichender, aber nicht zu langer Schlaf, gesunde Ernährung, regelmäßige Bewegung, positive Lebenseinstellungen usw. In der Therapie ist dies ebenfalls laufend ein wichtiger Bestandteil.

3. Aktivitäten ausbauen

Melancholische oder depressive Menschen verringern meist aufgrund der verminderten Energie ihre Aktivitäten. Durch zu ausgiebiges Hinlegen und passiv sein schwindet jedoch die Energie noch mehr. Deshalb wird schrittweise versucht, die Aktivitäten langsam zu erhöhen und auszubauen. Durch vermehrte Aktivität nimmt auch meist die Energie wieder zu. *Die Liste positiver Aktivitäten und Verstärker* (S. 86 ff.) hilft Ihnen bei der Ideensammlung und ihrem täglichen kleinen Rechenschaftsbericht.

4. Dem Tag eine Struktur geben

Eine feste Tagesstruktur zählt zu den hilfreichsten Methoden in der Behandlung Depressiver. Die auf Seite 63 abgebildete *Selbstbeobachtungsliste* wird Sie in immer wieder abgewandelter Form die gesamte verhaltenstherapeutische Psychotherapie hindurch begleiten. Je nach Therapiefortschritt werden Sie hier Ihre Stimmung, Ihren Tagesablauf, Ihre Aktivitäten, die Problembewältigung und alles Positive täglich am Abend protokollieren. Dies wird Ihnen und Ihrem Therapeuten sehr viele hilfreiche Informationen über die Problemzusammenhänge geben und gleichzeitig auch Ihrem Tag eine Struktur.

Sie können sich jedoch auch selbst einen relativ einfachen Tagesstruktur-Plan erstellen, indem Sie am Wochenanfang die im Laufe der Woche anfallenden Erledigungen, Pflichten und angenehmen Aktivitäten abwechselnd eintragen und abhaken, hier ein mögliches Beispiel:

Tagesstruktur-Plan

Tätigkeiten	Mo	Di	Mi	Do	Fr	Sa	So
Aufstehen (Uhrzeit)							
Erledigung							
Angenehmes							
Erledigung							
Aktivität							
Angenehmes							
Erledigung							
Bewegung							
Angenehmes							
Zu Bett (Zeit)							

5. Positive und hilfreiche Gedanken automatisieren

Eine zentrale, aber sehr schädliche Gewohnheit sind bei depressiven Menschen das Grübeln und die negativen, selbstabwertenden Gedankenkreisläufe. Diese werden z. B. mithilfe der sog. *Zwei-Spalten-Technik* (s. S. 102) aufgeschrieben und jedem belastenden Gedanken werden dann mehrere hilfreiche Gedanken gegenübergestellt. Diese positiven Gedanken werden ebenfalls aufgeschrieben und bewertet. Die positivsten und hilfreichsten Gedanken lernt der Patient dann auswendig. Er automatisiert sie dadurch und setzt der ursprünglich breiten negativen Spur im Gehirn eine positive Spur entgegen (s. S. 66). Diese Positiv-Spur wird im Laufe der Therapie immer mehr verbreitert, die negative wird dadurch immer schmäler. Auf diese Weise verbessern sich zunehmend Stimmungslage und Selbstbewusstsein. In diesem Buch finden Sie eine umfangreiche *Liste positiver und hilfreicher Gedanken* zu verschiedenen Themen.

6. Mit unangenehmen Gefühlen umgehen lernen

Besonders auch die unangenehmen Gefühle sind evolutionsbiologisch für unser Überleben wichtig. Deshalb sind wir mit 5½ unangenehmen (Trauer, Furcht, Wut, Ekel, Verachtung,

Überraschung) und nur 1½ angenehmen (Freude, Überraschung) Basisgefühlen ausgestattet (vgl. auch das Übungsblatt *Basisgefühle* in diesem Buch S. 27). Unangenehme Gefühle schützen uns vor Gefahren, Überforderung oder falschen Entscheidungen. Das bedeutet, dass wir in der Psychotherapie einerseits die Bedeutung der unangenehmen Gefühle herausarbeiten, andererseits deren – bei Depressiven häufigen – »Überschätzung« entdramatisieren.

Unangenehmen Gefühlen folgen meist angenehmere, auch im Sinne einer »Belohnung« für Bewältigtes. Auf diese Hoffnung können Sie in der Psychotherapie bauen.

Verschiedene Übungen zur »Gefühlsarbeit« finden Sie in meinen beiden Bänden »*Körper und Gefühl in der Psychotherapie. Basis- und Aufbauübungen*« (Görlitz, 2008/2009).

Eine einfache Methode, die Sie jederzeit anwenden können, ist das Malen eines *Gefühls-Kritzelbildes*. Das folgende Bild stellt die Wut einer 29-jährigen Patientin auf ihre Depression in der 32. Sitzung dar. Wenn Wut oder andere energievolle Gefühle empfunden werden können, ist dies häufig bereits ein wesentlicher Schritt zur Überwindung der Depression. Sie nannte ihr Kritzelbild:

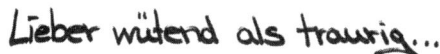

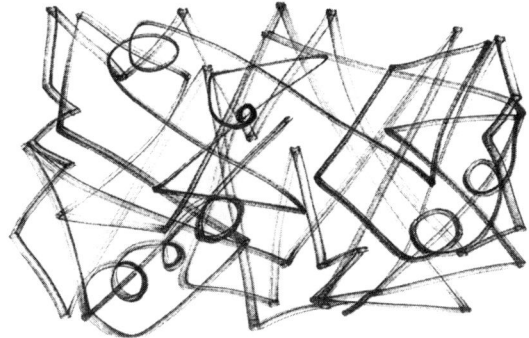

Lieber wütend als traurig…
(»Das Runde ist das Weiche, Traurige und die Ja-Sagerin, das Eckige ist die Klare, die sich behaupten, abgrenzen und wehren kann.«)

7. Das Jammern begrenzen

Depressive Patienten wissen sich oft nicht anders zu helfen, als all ihr Leid ihren Bezugspersonen zu erzählen. Das ist ja auch in Ordnung, wenn *sie selbst* auch zugänglich für Unterstützung, Hilfsangebote und Ratschläge sind. Leider ist es jedoch ein Kennzeichen der Depression, dass die Betroffenen häufig in immer gleichen Formulierungen, in einem negativen Gedanken-Teufelskreis gefangen sind und über die immer gleichen Themen »jammern«, sodass die Umgebung den Depressiven so erlebt, als würde er ohnehin nichts annehmen. Ärger und Rückzug von Freunden und Angehörigen ist deshalb oft eine negative Folge, weil diese sich ohnmächtig, hilflos, nicht erwünscht mit ihren Ratschlägen fühlen.

Deshalb wird in der Psychotherapie großer Wert darauf gelegt, das Jammern einzugrenzen. Es gibt hierfür einige wirksame Übungen, wie z. B. den sog. *Grübelstuhl* (S. 52), auf dem jeden Tag eine gewisse vereinbarte Zeit gejammert werden darf, oder den sog. *Therapeutischen Brief* (an meine Depression oder an Personen, mit denen ich etwas zu klären habe, S. 126). In diesen therapeutischen Briefen werden alle Grübelgedanken niedergeschrieben und anschließend gemeinsam mit dem Therapeuten – auch in *Rollenspielen* – Lösungen erarbeitet. Später wird dann noch die Übung *Innerer Helfer* (S. 107) eingeführt, bei der sich der Patient zwischen »Jammerstuhl« und »Helferstuhl« hin- und herbewegt und sich selbst positive Ratschläge gibt.

8. Den Selbstwert stärken

Die Beschäftigung mit Ihren Stärken und Fähigkeiten, mit all den Erfolgen, positiven Erfahrungen und bestandenen Prüfungen Ihres Lebens wird Ihnen besonders guttun und Ihnen helfen, die positiven Seiten Ihres Lebens wieder zu fühlen, anzuerkennen und wertzuschätzen. Hier helfen neben den positiven und hilfreichen Gedanken und der Erarbeitung von ganz individuellen *Selbstwertsätzen* auch verschiedene weitere Übungen, wie z. B. die *Reise zu den Stärken* (S. 104), die *sieben*

Säulen (S. 118) oder das Übungsblatt *Ressourcenerforschung* (S. 121).

9. Genuss erlauben

Sie lernen hier, Ihre Sinne bewusst wahrzunehmen. Das Ziel besteht darin, auch positive Kleinigkeiten des Alltags über Sehen, Hören, Riechen, Schmecken und Fühlen angenehm zu erleben und somit Ihre Lebensqualität zu verbessern. In diesem Buch finden Sie hierzu eine *Anleitung zum Genießen*, die auch in der Psychotherapie verwendet wird.

10. Soziale Kontakte pflegen

Nachdem ein Mangel an positiven Kontakten sowohl eine Ursache als auch eine Folge der depressiven Erkrankung sein kann, ist die Förderung von Kontakten ein besonders wichtiger Baustein, um Depressionen überwinden zu können. Hierzu gehört auch das Einüben von selbstbewussten *Kommunikationsfertigkeiten*, Abgrenzungsfähigkeiten (siehe *Abgrenzungssätze*) und verschiedenen *Mutübungen*. Auch die *Verstärkerliste* in diesem Buch kann Ihnen hierbei helfen.

11. Ablösung von den Eltern – Autonomieentwicklung

Bei vielen Therapien sind Ablösung und der Aufbau erwachsenen Verhaltens ein wichtiger Therapiebaustein. Sich an den Erwartungen der Eltern zu orientieren, ist für ein kleines Kind notwendig, um körperlich gut versorgt zu werden. In unserer Kindheit haben wir alle gelernt, was wir tun müssen, um Zuneigung von den Eltern zu erhalten, und was wir vermeiden müssen, wenn wir Zuneigung nicht verlieren wollen. Im Laufe des Heranwachsens lernen wir zwar, uns immer mehr selbst zu versorgen, aber die Abhängigkeit vom Wohlwollen unserer Eltern nimmt nur langsam ab. Die Eltern stehen noch lange Zeit im Mittelpunkt mächtiger Gefühle, die vielen erwachsenen Patienten einen Großteil ihrer Energie rauben. Die *emotionale Nabelschnur* ist häufig nicht durchtrennt. Dabei spielt es oft keine Rolle, ob die Eltern sehr weit entfernt leben oder vielleicht sogar schon tot sind. Nach wie vor besteht noch ein innerer Dialog oder eine emotionale Wechselbeziehung, welche die persönliche Entfaltung behindern können. Sätze unserer Erzieher, deren Tonfall und Stimme sind oft noch lange bis in das Erwachsenenalter hinein in unseren Köpfen.

Wenn unsere Eltern selbst noch ein von ihren eigenen Eltern abhängiges Kind in sich tragen, d. h. sich von den eigenen Eltern noch nicht abgelöst haben, sind sie oft unzufrieden, besorgt oder sogar verärgert über die Ablösung ihrer Kinder. Von dieser ungesunden Rollenumkehr gilt es, sich aus eigener Kraft oder im Rahmen einer Psychotherapie frei zu machen (vgl. Halpern, 2006).

Die Wirkung der Ablösungsübung *Die emotionale Nabelschnur durchtrennen* ist oft verblüffend. Die Patienten machen dabei eine kleine Besinnungsreise von der Geburt bis zur Pubertät, in der normalerweise die zweite Nabelschnur (die emotionale) durchtrennt werden muss, um ein unabhängiges erwachsenes Leben führen zu können. Ist diese zweite Ablösung nicht erfolgt, kann und muss eine Nachreifung in der Psychotherapie erfolgen, damit die Patienten sich von der Kindrolle verabschieden und eine erwachsene Beziehung zu den Eltern aufbauen können. Hier ein Patienten-Bild zu diesem Thema:

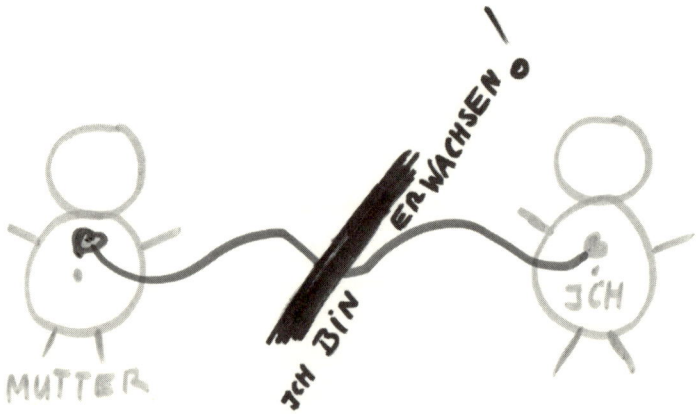

Die emotionale Nabelschnur durchtrennen (um eine »erwachsene Mutter-Tochter-Beziehung« aufbauen zu können).

In der verhaltenstherapeutisch orientierten Psychotherapie wird den Patienten meist bereits in den ersten Anamnesesitzungen ein *Fragebogen zum Lebenslauf* ausgehändigt, um den Betroffenen zu ermöglichen, sich zunächst selbst mit ihrer Lebensgeschichte und der Beziehung zu ihren primären Bezugspersonen auseinanderzusetzen (vgl. Görlitz, 2009). Im Verlauf der psychotherapeutischen Sitzungen dienen verschiedene Methoden wie *Rollenspiele, Selbstsicherheits-, Abgrenzungs- und Besinnungsübungen* dazu, eine angemessene und erwachsene Eltern-Kind-Beziehung aufzubauen. Auch die Auseinandersetzung mit und die Verabschiedung von belastenden Erziehersätzen (Überlebensregeln und Lernprogramme) ist eine hilfreiche Methode. Auch die Einübung von *Abgrenzungssätzen* ist wichtig. Hier einige Beispiele:

Belastende Erziehersätze	Hilfreicher, erwachsener Umgang
Was denken nur die anderen von dir?	■ Ich beschäftige mich nicht mit Gedankenlesen. ■ Ich möchte nicht, dass du in diesem Ton mit mir sprichst. ■ Was die anderen von mir denken, ist mir egal. ■ Mir ist vor allem wichtig, dass ich mich selbst wertschätzen kann.
Du bist schuld, wenn es mir nicht gut geht!	■ Ich lasse mir kein schlechtes Gewissen machen. ■ Ich kann mit dir gerne über dein Problem sprechen, aber bitte ohne Schuldzuweisungen. ■ Ich fühle mich minderwertig, wenn du mich wie ein kleines Kind behandelst. ■ Mache mir bitte keine Schuldgefühle mehr, das belastet mich unnötig.

Belastende Erziehersätze	Hilfreicher, erwachsener Umgang
Ich erwarte, dass du mir alles zurückgibst, was ich dir bisher gegeben habe!	■ Wenn du in Not bist, werde ich dir helfen, so gut ich kann – aber momentan bist du gesund und kannst dir selbst helfen. ■ Ich habe mein eigenes Leben zu bewältigen und brauche vor allem dafür meine ganze Energie. ■ Ich bin dir dankbar für das, was ich bekommen habe, und werde das Notwendige vor allem an die nächste Generation (meine Kinder) weitergeben. ■ Deine Erwartungen erdrücken mich, deshalb brauche ich ein wenig mehr Abstand zu dir.

Auch die bildliche Darstellung von kindlichen Bedürfnissen, die wir uns als Erwachsene selbst erfüllen können, ist eine hilfreiche Übung. Hier das Bild einer 33-jährigen Patientin.

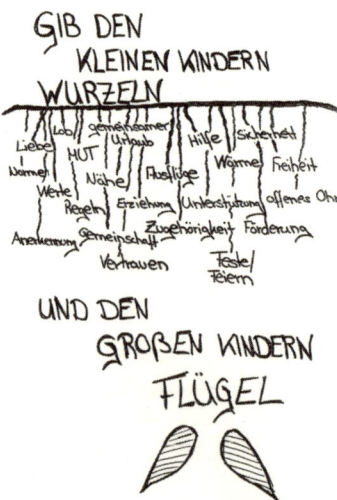

Gib den kleinen Kindern Wurzeln und den großen Kindern Flügel

Oft helfen diese Methoden, und manchmal stellen sich auch die Eltern auf das nun »erwachsen gewordene Kind« ein. Manchesmal benötigen jedoch die Patienten eine größere emotionale, räumliche und zeitliche Distanz oder müssen zum eigenen Schutz den Kontakt zu Vater oder Mutter für eine gewisse Zeit unterbrechen.

12. Belastende Lebensereignisse verarbeiten

Manchmal sind belastende Lebensereignisse – wie Verlusterfahrungen, Trennungen, Katastrophenerlebnisse, Missbrauchserfahrungen usw. – ein wichtiger Auslöser für Depressionen.

Im Rahmen einer Psychotherapie werden mit verschiedenen wirksamen Methoden diese Belastungen verarbeitet, abgeschlossen und »in die Vergangenheit transportiert«, sodass sie in der Gegenwart keine Bedrohung oder Beeinträchtigung mehr darstellen können. Zusätzlich werden Verhaltensweisen eingeübt, die zukünftig Schutz vor Bedrohungen geben können. Auch hier sind die Fähigkeiten zur *Abgrenzung*, das *Genießen* im Hier und Jetzt, der Aufbau von Selbstbewusstsein und das Erarbeiten und Einüben von positiven Selbstwertüberzeugungen dringend notwendig.

Die Bearbeitung belastender Lebensereignisse darf jedoch nur in einem ganz geschützten stabilen Rahmen stattfinden. Deshalb gehen erfahrene Therapeuten sehr behutsam mit diesen – manchmal auch traumatischen – Lebenserfahrungen um (vgl. Pieper u. Bengel, 2008). Die Patienten werden in den ersten Sitzungen geschützt. Sie sollten in keinem Fall Details berichten. Es genügt, zunächst nur das Thema zu benennen (Missbrauch, lebensbedrohlicher Unfall, Naturkatastrophe usw.). Die Themen werden dann vorerst symbolisch, immer dann, wenn sie auftauchen, in einen *Tresor* gesteckt, der bildlich zu Papier gebracht wird. Die folgende Abbildung zeigt das Tresor-Bild einer 33-jährigen Patientin mit Missbrauchserfahrungen durch ihren Stiefvater:

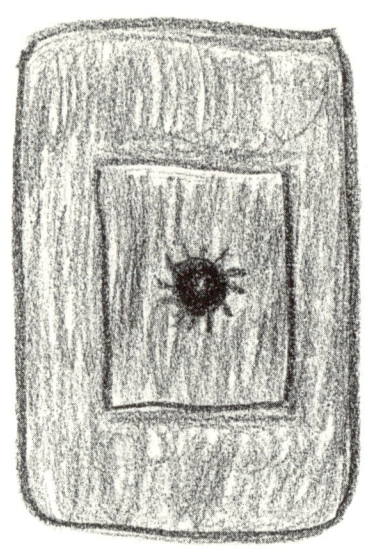

Mein Tresor

Ein schönes Beispiel für eine Tresorübung finden Sie z.B. bei Pieper u. Bengel, 2008, S.77. Mit der Übung *Positive Lebensspuren* (vgl. Görlitz, 2008) kann ein positiver Gegenpol zu den vorhandenen Belastungen aufgebaut werden.

13. Neue Gewohnheiten – Humor und Lächeln einüben

Sie haben vielleicht schon erlebt, wie wohltuend es sein kann, überraschend angelächelt zu werden. Ihr Lächeln wirkt sich nicht nur auf Ihre Umgebung wohltuend aus, sondern auch auf Ihren eigenen Gemütszustand. Natürlich ist es anfangs schwierig und mag auf Sie gekünstelt wirken, »Lächeln einzuüben«. Aber man weiß heute, dass sich das Lächeln unseres Gesichts – ebenso wie andere positive Verhaltensweisen – als Rückkoppelung auf den Hirnstoffwechsel und damit auch auf unsere Stimmung positiv auswirkt.

Nach dem gleichen Prinzip funktioniert das Einüben anderer neuer und positiver Gewohnheiten wie Blickkontakt, aufrechte Körperhaltung, auf Menschen zugehen, Gespräche beginnen, Genießen usw.

Bei meiner Zahnärztin steht auf der Empfangstheke folgendes Schild, das regelmäßig eine positive Wirkung auf meine Stimmung hat:

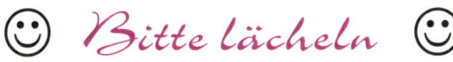 ☺ *Bitte lächeln* ☺

Vielleicht ist so ein Schildchen auch in Ihrem Badezimmer – vor dem Spiegel – hilfreich, den Tag positiver zu beginnen.

14. Sich selbst belohnen

Viele Patienten empfinden ein Belohnungs-Sparschwein oder ein anderes Selbstverstärkungssystem als besonders hilfreich. Immer dann, wenn es Ihnen gelungen ist, einen positiven Gedanken zu äußern, ein Problem zu lösen, aktiv zu sein oder einen anderen Vorsatz in die Tat umzusetzen, können Sie sich eine Münze in Ihr Sparschwein spendieren oder ein Kreuz in Ihren Selbstbelohnungsplan machen, um sich damit irgendeinen größeren oder kleineren Wunsch zu erfüllen. Ihr Therapeut wird Ihnen bei der Erstellung eines *Verstärkerplans* hilfreich sein.

15. Einen inneren Helfer installieren

Wenn Sie im Laufe der Therapiesitzungen Ihre eigene Sammlung an hilfreichen, positiven Gedanken zusammengestellt, diese eingeübt und abrufbar haben, dann bildet sich eine positive Spur in Ihrem Gehirn. Diese Positiv-Spur wird immer breiter. Die positiven Gedanken automatisieren sich durch Lernen, Einübung und ständige Wiederholung. Es werden immer mehr neue positive Gedanken entstehen, und die Negativ-Spur wird kleiner. Um diesen Prozess zu verfestigen und zu verankern, wird gegen Ende der Therapie ein sog. »Innerer Helfer« installiert. Der *Helferstuhl* wird nun symbolisch zum *Inneren Helfer*.

Der Jammerstuhl wird überflüssig und abgeschafft. Jede Frage, die bisher an die Therapeutin gerichtet und auch von ihr meist beantwortet wurde, wird nun an den eigenen Inneren Helfer gerichtet. Die Therapeutin gibt nur noch kleine unterstützende Ergänzungen. Dies geschieht zunächst noch schriftlich, später dann mündlich.

Auf diese Weise ist nun am Ende der Therapie der Patient in der Lage, seine negativen Gedanken selbst zu entkräften, sich seine Fragen selbst zu beantworten, sich seine Hilfestellungen selbst zu geben und sich selbst zu helfen. Das sollte das Ziel jeder Psychotherapie sein.

Therapie ist Hilfe zur Selbsthilfe

16. Körperorientierte Übungen

Die verhaltenstherapeutische Psychotherapie arbeitet mit den Patienten immer möglichst auf allen *vier Ebenen des menschlichen Erlebens*: den Gedanken, den Gefühlen, dem Körper und dem Verhalten (s. Grafik S. 78). Neben den in diesem Buch beschriebenen kognitiven, verhaltensorientierten und emotionalen Interventionen spielen immer auch körperorientierte Methoden eine wichtige Rolle. Einiges geschieht dabei in den Sitzungen, anderes außerhalb.

Oft ist es nützlich, mit depressiven Patienten zwischendurch auch eine *»Gehtherapie«* durchzuführen, d. h. die Therapiesitzung auch draußen in der Natur bei einem möglichst »flotten Gang« durchzuführen, statt nur im Therapiesessel zu sitzen. Das aktiviert körperlich und motiviert viele Patienten.

Darüber hinaus finden Sie zahlreiche körper- und gefühlsorientierte Übungen in meinen beiden Bänden *»Körper und Gefühl in der Psychotherapie«* (2008 u. 2009). Für depressive Patienten eignet sich hier in erster Linie die Übung *»Indianertrab«*, ein behutsames, schrittweise vorgehendes Ausdauertraining, das im Rahmen der Behandlung von Herz-Kreislauf-Kranken entwickelt wurde und auch in der Depressionsbehandlung angewandt wird.

»Eine Studie an Patienten mit leichten Depressionen konnte überzeugend den positiven Einfluss von regelmäßig betriebenem Ausdauersport auf den Verlauf der Depression belegen. Mittlerweile kann als gesichert gelten, dass sich dies nicht nur über die Wirkung der Endorphine, die erst bei langen Ausdauerleistungen ausgeschüttet werden, sondern auch über einen Einfluss der körperlichen Bewegung auf den Serotonin-Stoffwechsel erklären lässt.« (*Niklewski*, 2008, S. 147) Wichtig ist es, die körperliche Aktivierung – auch nach Abklingen der Depression – beizubehalten.

17. Rückfällen vorbeugen

Im Verlauf einer Verhaltenstherapie lernen Sie, selbstständig mit künftigen Beschwerden und Problemsituationen besser umzugehen, damit Sie keine größeren Rückschritte oder Rückfälle erleben müssen. Sie werden angeleitet, das bisher Gelernte bei Bedarf in neuen schwierigen Situationen einzusetzen. Gegen Therapieende werden mögliche schwierige Situationen, die auf Sie zukommen könnten, analysiert und deren Bewältigungsmöglichkeiten durchgespielt. So kann es Ihnen auch nach der Therapie gelingen, das Erreichte beizubehalten und weiter auszubauen, also Ihr eigener Therapeut zu werden. Dies wird auch *Rückfall-Prophylaxe-Plan* genannt.

Im folgenden Übungs-Kapitel habe ich nun – passend zu den genannten Behandlungselementen – weitere für den Leser gut verständliche und auch zur Selbsthilfe geeignete psychotherapeutische Übungen ausgewählt. Ich habe sie so aufbereitet, dass Sie die Übungen zunächst einmal zu Hause – auch ohne psychotherapeutische Begleitung – anwenden können.

Sollten Sie therapeutische Unterstützung benötigen, dann wenden Sie sich am besten an einen **Psychologischen Psychotherapeuten mit Kassenzulassung** oder einen ärztlichen Psychotherapeuten, der eine Weiterbildung in **Verhaltenstherapie** hat, damit Sie sicher sein können, auch fachgerecht behandelt zu werden.

»Besonders hilfreich ist es, wenn die Psychotherapie mit Materialien und konkreten Hilfestellungen arbeitet, die Betroffenen anregt, etwas zu tun, den Alltag und das Denken zu verändern, neue Erfahrungen auslösen und nicht nur ›geredet‹ wird. Psychotherapie sollte keine ›Gesprächstherapie‹ sein, sondern eine Verhaltenstherapie.« (Hautzinger, 2006, S. 66)

Sie können im Internet unter *www.deutschepsychotherapeutenvereinigung.de* in der Regel einen wohnortnahen Psychotherapeuten ausfindig machen, der eine anerkannte verhaltenstherapeutische Ausbildung und Kassenzulassung hat, oder auch über die Koordinationsstelle der Kassenärztlichen Vereinigung.

Die Erlebnisebenen des Menschen

- In der Verhaltenstherapie wird das Modell der vier Ebenen des menschlichen Erlebens verwendet.

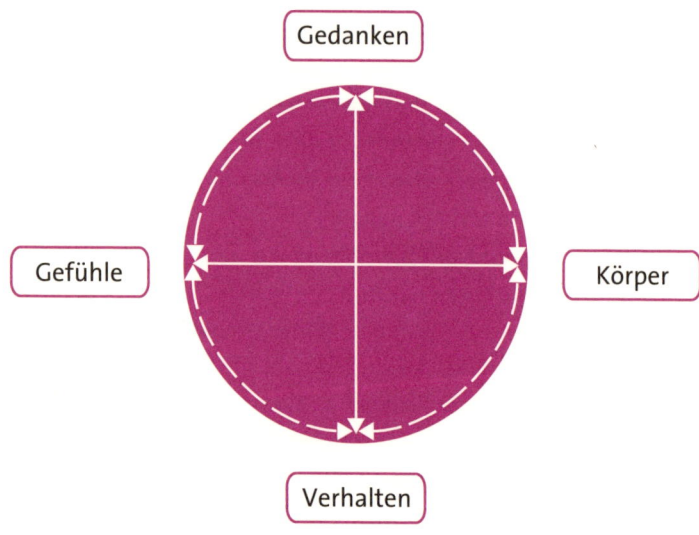

Die vier Erlebnisebenen beeinflussen sich gegenseitig

- Dieses Modell besagt, dass sich jedes menschliche Erleben sowohl körperlich als auch gedanklich sowie emotional und verhaltenswirksam äußert.
- Daher sollte auch jede wirksame Psychotherapie an diesen vier Ebenen gleichzeitig oder nacheinander methodisch ansetzen.

Im Folgenden finden Sie weitere Arbeitsblätter und Übungen, die Ihnen auf den genannten Erlebnisebenen Wege und Selbsthilfemöglichkeiten zeigen, Ihre depressive Stimmung zu mildern oder gar zu vertreiben.

Die aufgezeigten Selbsthilfemöglichkeiten sind ein erster Schritt, mit melancholischer, gedrückter, trauriger oder depressiver Stimmung besser leben zu lernen.

Sollten die Übungen und Selbsthilfeempfehlungen in diesem Buch – wie schon mehrmals erwähnt – nicht ausreichen, Ihre Stimmung zu verbessern oder Ihr Leid zu lindern, so empfehle ich Ihnen dringend, einen Psychotherapeuten zur Behandlung Ihrer seelischen Probleme aufzusuchen und/oder einen Psychiater zur medikamentösen Behandlung.

Sie werden weder von Ihrem Psychotherapeuten abhängig (denn dieser arbeitet mit Ihnen so intensiv an Ihren Selbsthilfefähigkeiten, bis Sie selbst spüren, dass er für sie überflüssig wird) noch von Ihrem Arzt oder dem Medikament gegen Depressionen.

Keine Angst vor Abhängigkeit und Nebenwirkungen!

Der Psychiater kann Ihnen ein für Sie passendes *Antidepressivum* verschreiben. Heute gibt es relativ nebenwirkungsarme, gut verträgliche und nicht abhängig machende Medikamente, die bereits nach zwei bis vier Wochen zu einer Verbesserung Ihrer Stimmung führen können. »Die Nebenwirkungen der neuen Antidepressiva sind gering, meistens verschwinden sie nach den ersten Wochen der Einnahme. Auch wenn man sie über einen längeren Zeitraum einnimmt, wird der Alltag nicht beeinträchtigt, und diese Medikamente machen nicht süchtig… Auf jeden Fall sollte nach zwei Wochen der Tabletteneinnahme zumindest eine leichte Besserung von etwa 20% eingetreten sein, andernfalls sollte man das Präparat wechseln.« (Hautzinger, 2006, S.40) Medikamente, die helfen, sollten nicht gleich wieder abgesetzt werden, sondern mindestens sechs Monate oder länger im Sinne einer sogenannten »Erhaltungstherapie« eingenommen werden.

2. Wege aus der Depression – Übungen zur Selbsthilfe

Die in diesem Buch geschilderten Selbsthilfestrategien stammen überwiegend aus der *wissenschaftlich fundierten verhaltenstherapeutischen Psychotherapie.*

Sie sind dann besonders wirksam, wenn Sie folgende Prinzipien befolgen:

- Heute beginnen
- Ausprobieren statt diskutieren
- Langsames Vorgehen, Schritt für Schritt
- Kleine Fortschritte würdigen
- Üben, wiederholen, beibehalten, auffrischen

Die folgende Übung *In 10 Wochen kann es mir besser gehen* stellt auch eine Entscheidungshilfe für Sie dar, sich zu überlegen, mit welchen Selbsthilfemöglichkeiten Sie persönlich am besten beginnen können.

Übung   **In 10 Wochen kann es mir besser gehen**

Sie können sich nun aus folgender Tabelle ein Selbsthilfeprogramm zusammenstellen, indem Sie jede dieser Selbsthilfemöglichkeiten zunächst von 0 (= momentan unmöglich) über 5 (= momentan möglich) bis 10 (= sehr hilfreich) einschätzen.

Dann nehmen Sie sich jeweils für eine Woche zwei bis drei konkrete Selbsthilfemöglichkeiten vor, die Sie täglich einüben. Sie können dabei selbst entscheiden, ob Sie eher mit dem Schwierigen oder dem Einfachen beginnen wollen, oder eher einer Mischung von leicht und schwer.

Schreiben Sie anschließend Ihre Vorsätze auf kleine *farbige Karteikarten,* die Sie immer mit sich führen und in kleinen Zwischenpausen (im Bus, im Wartezimmer usw.) verinnerlichen können.

Tragen Sie dann Ihre Vorsätze und die tatsächlich durchgeführten Übungen in eine Belohnungstabelle ein. Wählen Sie aus der *Verstär-*

kerliste Ihre persönlichen Belohnungen aus. Diese erfüllen Sie sich dann jeweils am Ende der Woche oder des Monats.

30 Möglichkeiten zur Selbsthilfe

1. Positive und hilfreiche Gedanken aufschreiben und einüben
2. Dem Tag eine Struktur geben (in eine Liste eintragen)
3. Die Sonne/das Tageslicht suchen (tgl. $1/2$ Stunde draußen aufhalten)
4. Gewohnte Aktivitäten ausbauen und neue aufbauen
5. Soziale Kontakte pflegen und ausbauen
6. Sich von Vergleichen mit anderen verabschieden
7. Gefühle malen, ein Gefühlsgedicht schreiben
8. Genusserlebnisse einbauen
9. Sinne schulen (riechen, schmecken usw.)
10. Positive Eigenschaften aufschreiben und Selbstlob üben
11. Andere Menschen loben
12. Der Herkunftsfamilie erwachsen begegnen
13. Grenzen zeigen
14. Üben, sich zu schützen (z.B. Selbstverteidigungs-Kurs)
15. Von der Vergangenheit verabschieden
16. Im Hier und Jetzt leben
17. Bewusst lächeln üben
18. Mut pflegen, Selbstsicherheitsübungen machen
19. Das normale Auf und Ab des Lebens annehmen
20. Sich Fehler erlauben, absichtlich kleine Fehler einbauen
21. Unangenehme Gefühle nebenherlaufen lassen
22. Auf Stärken *und* Schwächen anderer achten
23. Belastungsanalysen erstellen
24. Probleme aufschreiben und lösen
25. Energiekuchen aufzeichnen
26. Einführen regelmäßiger Schlafgewohnheiten
27. Ausgewogenes Essen
28. Jammern abbauen, Positives entdecken und äußern
29. Sich bewegen (den Puls täglich auf 130 bringen)
30. Hobbys und Interessen ausbauen

Für nahezu jeden dieser Bereiche finden Sie auf den folgenden Seiten viele Anregungen. Mit einer Selbstbelohnungstabelle macht das Selbsthilfeprogramm noch mehr Spaß:

Selbstbelohnungstabelle

Vorsätze	Mo	Di	Mi	Do	Fr	Sa	So
1. Woche:							
1.							
2.							
3.							
2. Woche							
1.							
2.							
3.							
3. Woche							
1.							
2.							
3.							
bis 10. Woche							

Für jeweils einen umgesetzten Vorsatz tragen Sie sich nun einen Belohnungspunkt ein. Schwierige Vorsätze können höher bewertet werden (z. B. mit 3 Punkten). Wenn das eine oder andere mal nicht gelungen ist, gehen Sie milde mit sich um (machen Sie einen Strich) und bleiben Sie für den kommenden Tag bei Ihren Vorsätzen. Am Ende der Woche tragen Sie die jeweilige Summe Ihrer Punkte ein.

Überlegen Sie sich, wie Ihre Verstärker bzw. die Belohnungen aussehen könnten. Hier einige Beispiele :

1. Sie kaufen sich eine rote Rose für 10 Punkte
2. Sie gönnen sich einen Saunabesuch für 15 Punkte
3. Sie spielen gemeinsam ihr Lieblingsspiel für 20 Punkte

4. Sie kaufen sich eine neue Bluse für 25 Punkte

5. Sie erfüllen sich einen größeren Wunsch für 50 Punkte usw.

Ich wünsche Ihnen viel Spaß bei Ihrem Selbstbelohnungsprogramm!

Problemlösetraining

Soll ich mit meinen Kindern heute in den Zoo gehen oder doch lieber zu Hause bleiben?

Lade ich morgen Freunde ein, oder bin ich vielleicht für sie viel zu langweilig?

Wahrscheinlich werde ich den 400-Euro-Job gar nicht bekommen, also bewerbe ich mich gar nicht erst – oder vielleicht doch – ach nein – oder?

Viele Menschen mit Depressionen leiden, auch aufgrund der krankheitsbedingten Antriebsschwäche, unter Entscheidungsschwierigkeiten. Hier hilft oft ein Problemlösetraining.

Übung: Probleme lösen in 6 Schritten

Wenn Probleme nur noch in Ihrem Kopf kreisen, anstatt gelöst zu werden, ist die Anwendung eines Problemlösetrainings hilfreich.

Vielleicht gelingt es Ihnen mithilfe der folgenden Anweisung, andernfalls können Sie Ihren Psychotherapeuten zurate ziehen. Legen Sie sich ein »Problemlösebuch« an. Versuchen Sie, Ihr Problem mithilfe der folgenden 6 Schritte zu lösen:

1. Das Problem aufschreiben

Nehmen Sie einen Stift und ein Papier zur Hand und schreiben Sie Ihr Problem auf.

2. Das Ziel benennen

Notieren Sie dann, wie der gewünschte Zielzustand aussehen soll.

3. Lösungsmöglichkeiten entwickeln

Notieren Sie sich nun möglichst viele, auch ungewöhnliche, Lösungsideen, wie Sie vom momentanen Problem schrittweise zum gewünschten Ziel kommen könnten.

4. Lösungsmöglichkeiten bewerten

Bewerten Sie anschließend jede der Lösungsmöglichkeiten von 0–10, je nachdem, wie hilfreich Sie diese einschätzen.

5. Entscheidung für die besten Lösungsmöglichkeiten

Erst jetzt wählen Sie zwei bis drei mögliche Lösungen mit möglichst positiven Konsequenzen aus und entscheiden Sie sich dann, welche Sie umsetzen werden. Legen Sie einen Zeitpunkt fest und »handeln Sie«.

6. Rückblick und Bewertung

Nachdem Sie Ihre Erfahrung mit der ausgewählten Lösung gemacht haben, schreiben Sie auf, was gut daran war, und loben Sie sich für Ihre Handlungsbereitschaft.

(vgl. auch Margraf & Schneider, 2009, S. 603–605)

▶ *Lieber eine halb perfekte Lösung als ein endloser Entscheidungsabwägerverwerferüberlegerlähmungsbandwurm*

Erfreuliche Aktivitäten

Sorgen Sie jeden Tag dafür, angenehme Ereignisse zu planen

Erfreuliche Aktivitäten können aus zahlreichen Quellen stammen.

Ressourcen – Fähigkeiten – Stärken – Talente – Hobbys – Vorzüge – Begabungen – Interessen – Bevorzugungen – Verstärker

Frau R., 53 Jahre

Zunächst habe ich mich aufgerafft, jeden Tag 10 Minuten lang spazieren zu gehen, und habe dies langsam, schrittweise bis auf eine Stunde täglich ausgedehnt. Das gab mir wieder mehr Schwung. Dann habe ich mir eine Liste meiner Bekannten gemacht, die ich schon länger nicht mehr gesehen habe, und jeden Tag einen Anruf gewagt. Daraus haben sich einige interessante Gespräche und Verabredungen ergeben. Eine alte Schulfreundin hat mich für ihren Kirchenchor geworben. Das Singen belebt mich und auch die Gespräche hinterher. Der Energieaufwand für dies alles wird von Woche zu Woche geringer. Jetzt habe ich auch wieder mehr Antrieb, Liegengebliebenes anzupacken. Von meiner Erledigungsliste versuche ich jeden Tag eine Kleinigkeit abzubauen. Das beruhigt mich. Es geht langsam wieder aufwärts. Meine positive Verstärkerliste hilft mir dabei.

Da Wissenschaftler herausgefunden haben, dass die Gesamtzahl der angenehmen Ereignisse und Verstärkungen mit dem Fehlen oder Vorhandensein einer Depression zusammenhängen, ist es nur logisch, jeden Tag auch erfreuliche Aktivitäten einzuplanen (vgl. Comer, 2008, S. 225). Schaffen Sie sich kleine *Wohlbefindlichkeits-Inseln* (vgl. S. 23), indem Sie auch Ihre Fähigkeiten, Begabungen, Sozialkontakte sowie heutige und frühere Interessen nutzen oder Neues ausprobieren.

Für Sie ist dabei wichtig, Ihre eigenen Verstärker zu finden und sich ein ganz persönliches Interessensprofil zu erstellen.

Herr Möller ist 42 Jahre alt, verheiratet und hat zwei Töchter im Alter von sieben und zehn Jahren. Er hat gerade eine schwere Depression überstanden und ist allmählich wieder – aufgrund der Kombination von Verhaltenstherapie und einer medikamentösen Behandlung – auf dem Weg der Besserung. Seine Ehefrau versucht ihn ständig zu animieren, ihre Interessen zu teilen. Je mehr Frau Möller vorschlägt, desto passiver wird ihr Ehemann. Schließlich versuchen wir in einigen Therapiesitzungen – auch mit der folgenden Verstärkerliste –, seine persönlichen positiven Verstärker herauszufinden. Dies wird auf Wunsch von Herrn Möller auch noch in einer weiteren Sitzung mit der Ehefrau abgestimmt.

»Ich spiele lieber wieder selbst Klavier, als in ein Konzert zu gehen. Joggen macht mir sehr viel mehr Spaß als das langweilige Spazierengehen mit meiner Frau. Ich übernehme viel lieber wieder die Gartenarbeit als das Staubsaugen im Haus. Ins Kino gehe ich sehr viel lieber als ins Theater. Ich bastle lieber mit den Kindern im Hobbykeller, als immer nur am Wohnzimmertisch Monopoly zu spielen. Ich brauche auch mal Rückzug und Ruhe für mich und zum Zeitungslesen und kann einfach nicht permanent mit der ganzen Familie zusammensein. Den Sonntagmorgen verbringe ich lieber mit meiner Familie bei einem ausgiebigen Frühstück, als routinemäßig um 12 Uhr bei meinen Schwiegereltern gemeinsam zu einem langweiligen Mittagessen anzutanzen …«

Mit Herrn Möller führte ich zunächst die Übungen *Reise zu den Stärken* und *Sieben Säulen* durch, die Sie ebenfalls in diesem Kapitel finden.

Folgende Liste möglicher angenehmer Ereignisse wurde auch den Therapiesitzungen mit Herrn Möller zugrunde gelegt:

Übung: Positive Verstärkerliste

Bitte schätzen Sie jede der folgenden positiven Verstärker und angenehmen Aktivitäten auf einer Skala von 0–10 (0 = unangenehm, 10 = sehr angenehm) ein, wie gerne Sie diese heute (und früher) machen (bzw. gemacht haben). Ergänzen Sie am Ende bitte auch noch Ihre eigenen Ideen:

1. Körperliche Aktivitäten aus- und aufbauen

- 5 Min. Morgengymnastik
- Basketball, Fußball, Volleyball, Handball usw.

- Bergsteigen
- Boot fahren
- Bowling spielen
- Federball spielen
- Fitnesscenter
- Gartenarbeit
- Golf oder Minigolf spielen
- Gymnastikkurs
- Holz hacken
- Joggen
- Selbstverteidigung
- Rad fahren
- Reiten
- Schwimmen
- Skilaufen, Langlaufen
- Tanzen
- Tennis spielen
- Tischtennis
- Treppen steigen
- Wandern, walken

2. Sozialkontakte herstellen und pflegen

- Alte Freunde wieder anrufen
- Auf eine Bekanntschaftsannonce antworten
- Briefe schreiben
- Die Partnerin massieren
- Ein Fest organisieren, zu dem jeder Gast etwas für das Büfett beisteuern kann
- Ein Klassentreffen anregen
- Eine Mütter-, Männer-, Kindergruppe besuchen
- Eine SMS schreiben
- Freunde einladen
- Geburtstagskarten schreiben
- Gemeinsamen VHS-Kurs buchen
- Gemeinsamer Discobesuch
- Geschenke machen

- Gutscheine für gemeinsame Aktivitäten gestalten
- In einem Internet-Forum chatten
- Jemandem eine Freude bereiten
- Komplimente machen
- Mit Freunden essen gehen
- Ratschläge einholen und befolgen
- Sich in einem Verein anmelden
- Soziales Engagement
- Telefonieren
- Verwandte besuchen
- Witze erzählen

3. Kreativität mobilisieren und fördern

- Aus alten Kleidern etwas Neues nähen
- Basteln
- Ein Buch über das eigene Leben schreiben
- Ein Gebet schreiben
- Ein Lied komponieren
- Ein Musikinstrument erlernen
- Eine Ausstellung besuchen
- Einen Film drehen
- Einen Improvisationstheaterkurs besuchen
- Einen Roman schreiben
- Gedichte schreiben
- Geschenke basteln
- Glückwunschkarten selbst herstellen
- Handarbeiten
- Lieder komponieren
- Lieder singen
- Malen
- Möbel streichen
- Möbel umstellen
- Modelle bauen
- Fotoalben anlegen
- Fotobücher im Internet gestalten
- Fotografieren

- Schnitzen
- Sich einem Chor anschließen
- Steine oder andere Dinge sammeln
- Tagebuch schreiben
- Töpfern

4. Den Spieltrieb beleben

- Alte Spiele aus dem Keller holen
- Billard spielen
- Boccia spielen
- Brettspiele
- Bridge erlernen
- Das jeweilige »Spiel des Jahres« ausprobieren
- Ein Fußballturnier veranstalten
- Ein Wurfspiel im Freien
- Eine Eisenbahn aufbauen
- Eine Rad-Rallye veranstalten
- Einem Schachclub beitreten
- Einen Spieleabend organisieren
- Jonglieren üben
- Kartenspiele zu zweit
- Kegeln gehen
- Mit Kindern Kreisspiele machen
- Rollenspiele organisieren
- Partner zum Scrabblespielen suchen
- Schnitzeljagd
- Skat, Schafkopf, Canasta, Rommé
- Zu einem Tischtennisturnier einladen

5. Selbstförderung

- Eine Sprache erlernen
- Einen Literaturkreis ins Leben rufen
- Einen Vortrag besuchen / selbst halten
- Fachliteratur lesen
- Führungen veranstalten
- Gedichte lernen

- Ins Theater gehen
- Kreuzworträtsel lösen und einschicken
- Logik-Trainer
- Neue Gerichte kochen
- Reisen
- Romane lesen
- Projekte überlegen
- Seniorenstudium
- Themenabende veranstalten
- Sudokus lösen
- Vokabeltrainer (Karteikarten oder CD)
- Zeitung lesen
- Ziele aufschreiben und verfolgen

6. Sich Gutes tun – genießen – die Sinne schulen

- Am Lagerfeuer sitzen
- Am Strand spazierengehen
- Angeln gehen
- Auf einer Parkbank die Natur genießen
- Badewanne mit Duftessenz
- Barfuß laufen
- Das Bett frisch überziehen
- Das Blumenbeet im Garten umgraben
- Ein Hörspiel anhören
- Ein Wellness-Wochenende buchen
- Eine Duftlampe aufstellen
- Eine Kerze anzünden
- Eine Musik-CD anhören
- Eine Tasse Tee genüsslich trinken
- Eine duftende Rose auf den Schreibtisch stellen
- Einen alten Baum umarmen
- Einen neuen Duft ausprobieren
- Einen Selbstverteidigungskurs besuchen
- Entspannungsübungen
- Eis essen
- Früh zu Bett gehen

- Herbstlaub sammeln
- Im Heu schlafen
- In der Sonne liegen
- Jogaübungen
- Musik hören
- Pausen einlegen
- Radio hören
- Selbstlobsätze aufschreiben
- Sich in eine Decke kuscheln
- Sich vor den warmen Ofen setzen
- Um 5 Uhr aufstehen und die Morgenruhe genießen
- Vögel beobachten
- Waldspaziergänge
- Warmes Fußbad
- Wärmflasche
- Zur Kosmetikerin gehen

7. Neues und Ungewöhnliches wagen

- An einem Wettbewerb, Preisausschreiben teilnehmen
- Auskünfte einholen
- Bei der »Tafel« mithelfen (Verteilung von Essen für Bedürftige)
- Die Haare färben
- Eine Busreise buchen
- Ein Grillfest im Wald organisieren
- Eine andere Frisur ausprobieren
- Eine Kontaktanzeige aufgeben
- Eine öffentliche Stadtratssitzung besuchen
- Eine Stadtführung für Bekannte anbieten
- Eine Wohltätigkeitsveranstaltung besuchen
- Einen Erlebnisurlaub buchen
- Einen Flohmarkt organisieren
- Einen »Kreativ-Nachmittag« mit Bekannten veranstalten
- Einen Lach-Joga-Kurs besuchen
- Einer Gerichtsverhandlung beiwohnen
- Fremde Menschen anlächeln
- Nachbarn um einen Gefallen bitten

- Nein sagen
- Sich schminken
- Ungewöhnliche Kleidung tragen
- Wünsche äußern
- Zu einer Verkleidungsparty einladen
- Zu einer Versteigerung gehen

8. Erledigungs- und Belastungsberge verkleinern

- Aufgabenverteilungsplan erstellen
- Arbeiten portionieren
- Ausgabenbuch anlegen
- Blumenwiese im Garten statt Rasen mähen
- Einkaufszettel schreiben
- Energie sparen
- »Erledigungsstunden« einplanen
- Feierabendzeit ab 20 Uhr einführen
- Fenster nur einmal im Jahr putzen
- Garten verwildern lassen
- Regelmäßig E-Mails abfragen
- Hauskleidung tragen
- Keller ausmisten
- Kleidung mehrmals tragen
- Kinderzimmer nur einmal in 2 Wochen aufräumen
- Kontoauszüge, Schreiben usw. regelmäßig abheften
- Mittagsruhe (20–30 Min.) einführen
- Ordner ausmisten
- Ordnungssysteme für den Schreibtisch einführen
- Pflichten delegieren
- Projekte reduzieren
- Putztag festlegen
- Reparaturen erledigen
- Steuererklärung fertig machen
- Wäsche nicht mehr bügeln
- Waschmaschine nur ganz gefüllt anstellen
- Wenig getragene Kleidung weggeben
- Weniger einkaufen

9. Weitere schöne Erlebnisse mit Partner, Familie und Freunden

- Alte Urlaubsfilme oder Dias ansehen
- Ausflüge
- Baden gehen
- Besonderes Essen kochen
- Dankeschön-Zettelchen schreiben
- Ein Picknick machen
- Eine Überraschung mitbringen
- Einen Stadtbummel machen
- Einen Tag zu Hause vertrödeln
- Einen Vortrag besuchen
- Erlebnisbad
- Familienbesuche
- Flirten
- Geburtstagsparty
- Gegenseitig etwas vorlesen
- Gemeinsam renovieren
- Lego- oder Playmobilland
- Massieren
- Projekte gemeinsam planen
- Puzzeln
- Schmusen
- Sexualität
- Streicheln
- Trimm-dich-Pfad
- Urlaubspläne schmieden
- Vergnügungspark
- Videos ausleihen
- Wandern gehen
- Wochenend-Busreisen machen
- Wohnungs-Verschönerung
- Zelten gehen
- Zirkusbesuch
- Zoobesuch

Diese Ideensammlung entstand im Verlauf vieler Jahre aus zahlreichen Therapien mit meinen Patientinnen und Patienten.

Falls Ihnen diese Fülle der Möglichkeiten momentan noch zu umfangreich erscheinen sollte, möchte ich Ihnen vorschlagen, sich jeweils nur ein Thema vorzunehmen oder aus jedem Bereich eine Aktivität.

So können Sie nun Ihre persönliche Verstärkerliste, die Sie in den kommenden Wochen einführen und umsetzen wollen, erstellen.

Eine weitere Möglichkeit, sich mit seinen Ressourcen und Stärken zu beschäftigen, sind die Übungen *Reise zu den Stärken*, *Sieben Säulen* und das folgende *Wohlbefindlichkeitsprofil*.

Wohlbefindlichkeitsprofil

Sie finden im Folgenden Situationen, die einen unterschiedlichen Grad an Wohlbefinden auslösen können. Bitte kreuzen Sie Ihren persönlichen Wohlbefindlichkeitsgrad an:

0 = kein Wohlbefinden, 1 = sehr gering, 2 = ein wenig, 3 = zufriedenstellend, 4 = deutlich, 5 = sehr starkes Wohlbefinden.

Wenn Sie anschließend Ihre Kreuze verbinden, erhalten Sie Ihr aktuelles Wohlbefindlichkeitsprofil.

Situationen, die Wohlbefinden auslösen können	0	1	2	3	4	5
Die Sonne auf der Haut spüren						
In einer Blumenwiese liegen						
Zukunftspläne schmieden						
Eine Katze streicheln						
Mit einem Freund in ein besonderes Restaurant zum Essen gehen						
Gartenarbeit						
Ein warmes Bad						
Singen						

Situationen, die Wohlbefinden auslösen können	0	1	2	3	4	5
Ins Grüne radeln						
Sich ungestört einen Fernsehfilm ansehen						
Tanzen						
Zeit für einen Stadtbummel						
Ein Gedicht lesen						
Ein Geschenk besonders schön verpacken						
Das Fensterbrett neu dekorieren						
Sexualität						
Fremde Menschen anlächeln						
Bei einem Spaziergang allein seinen Gedanken nachhängen						
Sich engagieren						
In Ruhe Zeitung lesen						
Barfuß durch Pfützen laufen						
Sich massieren lassen						
Zärtlich sein						
Urlaubspläne schmieden						
Sich auf eine kulturelle Veranstaltung in Ruhe vorbereiten						
Auf einer Luftmatratze im Wasser liegen						
Aus dem Fenster schauen						
Ein Saunabesuch						
In Ruhe den Schreibtisch aufräumen						
Ein spannendes Buch lesen						
Den Duft einer Blume bewusst riechen						
Sich schön machen						
Sport machen						

Sollte Ihr Wohlbefindlichkeitsprofil zu sehr »linkslastig« sein (Werte zwischen 0–2), dann nehmen Sie sich drei bis fünf Aktivitäten vor, die Sie verstärken wollen (auf 4–5).

Anleitung zum Genießen

Nur ein Gleichgewicht von Anspannung und Entspannung
führt dauerhaft zu psychischer Gesundheit.

Vergnügungen

Der erste Blick aus dem Fenster am Morgen
Das wiedergefundene alte Buch
Begeisterte Gesichter
Schnee, der Wechsel der Jahreszeiten
Die Zeitung
Der Hund
Die Dialektik
Duschen, Schwimmen
Alte Musik
Bequeme Schuhe
Begreifen
Neue Musik
Schreiben, Pflanzen
Reisen
Singen
Freundlich sein

(Bertolt Brecht)

Neben diesen alltäglichen Kleinigkeiten tragen Entspannung
(Übungen s. Görlitz, 2008), körperliche Aktivierung, befriedi-
gende Sozialkontakte, Beschäftigung mit persönlichen Interessen und Hobbys und bewusstes Genießen zur Aufrechterhaltung
des seelischen und körperlichen Gleichgewichts bei. Um genießen zu können, brauchen wir bestimmte Rahmenbedingungen,
die es uns ermöglichen, all unsere Sinne bewusst zu benutzen:

■ Genuss erlauben

Es hängt wesentlich von der erlebten Atmosphäre in der Herkunftsfamilie ab, ob wir gelernt haben, uns Müßiggang und leis-

tungsfreies Wohlbefinden zu erlauben, und ob wir bereits in den verschiedenen Bereichen des Genießens auch über Erfahrungen verfügen. Manche Menschen haben gelernt, dass Zeit zum Genießen etwas Überflüssiges sei, und:

■ Genießen braucht Zeit

Der Zustand des Genießens entwickelt sich langsam. Und das Genießen selbst braucht viel Zeit, Verharren, Verweilen, Beschaulichkeit, manchmal bewegt es sich sogar im Zeitlupentempo.

Reservieren Sie sich Ihre ruhigen Genusszeiten ganz bewusst in Ihrem Alltag. Verschieben Sie Zeit für Erholung und Wohlbefinden nicht erst auf den Urlaub, erlauben Sie sich täglich eine gewisse Zeit dafür. Erfüllen Sie sich diese und andere Urlaubssehnsüchte in Ihrem Alltag:

- Baden am See und anschließend die Sonne auf der Haut spüren
- Mit dem Fahrrad in den Wald fahren, das saftige Grün betrachten, die würzige Luft einatmen
- Sich eine Pause auf einer sonnigen Bank gönnen und dem Zwitschern der Vögel lauschen
- Ein warmes Bad mit einem angenehm duftenden Badezusatz
- Zeit für ein fesselndes Buch, in das Sie mit all Ihren Sinnen versinken können
- Zeit für Zärtlichkeiten

Urlaubssehnsüchte im Alltag erfüllen

Achten Sie auch darauf, Ihre »Sight-seeing«-Programme im Urlaub auf weniges zusammenzustreichen. Legen Sie bewusst Genuss- und Gammeltage ein.

■ Genuss braucht Ihre volle Aufmerksamkeit

Genießen geht nicht nebenbei und nicht nachrangig zur Erledigung von Alltagspflichten. Es ist wichtig, sich Zeit im Tagesablauf für Genuss einzurichten, Störungen auszuschalten (z. B.

das Telefon), sich bewusst zu besinnen und das Erleben des Genusses für einen bestimmten Zeitraum zur Hauptsache zu machen. Die Lieblingsmusik nebenbei dahinplätschern zu lassen oder das leckere Abendessen neben dem laufenden Fernseher einzunehmen, verringert den Genuss deutlich. Das Hören der Musik mit Kopfhörer auf einem bequemen Sessel, mit geschlossenen Augen in entspannter Körperhaltung, kann den Musikgenuss wesentlich erhöhen.

Achtsamkeit
für Alltägliches

Auch wenn Sie Ihre Aufmerksamkeit bewusst auf eine einzelne, begrenzte Tätigkeit richten, die Sie interessiert und motiviert, kann sich Ihr Genussgefühl ausbreiten und entfalten. Dieses »Sich Versenken« wird auch »Flow« genannt (Csikszentmihalyi, 2008). So können Sie auch immer wieder bei der Arbeit Energie tanken und zu Ihrer eigenen »Tankstelle« werden.

■ Beschränkung des Genießens

Weniger
ist manchmal
mehr

Wenn die Zeit des Genießens zu lange ausgedehnt wird, lassen die Aufmerksamkeit und die Qualität des Genusses nach. Langeweile oder das Bedürfnis nach immer noch intensiveren Reizen kann die Folge sein. Nur der Wechsel von Bedürfnisaufschub und Bedürfnisbefriedigung kann zu Genuss führen.

Genießen ist nicht vergleichbar mit Konsumieren. Sich im Kaufhaus ins Menschengetümmel zu stürzen und Großeinkäufe zu erledigen, ob Lebensmittel, Kleidung oder anderes, regt nur die Besitzgier an. Zu Hause angelangt, werden uns die Kosten, die Mühen des Verstauens, die Verpackungsberge und alle anderen negativen Konsequenzen bewusst. Der Satz »ich gönne mir etwas« wird häufig für »Konsumtouren« missbraucht. Sich langsam und bewusst eine kleine Menge Erdbeeren oder ein Stück Schokolade zu gönnen und zu genießen, erzeugt meist ein sehr viel größeres Wohlbefinden (siehe auch Lutz, 2009).

3. Positives statt negatives Denken – Positiver Selbstwert

Negative Gedanken verschlechtern immer auch Ihre Stimmung. Sie werden auch als depressionsauslösende, selbstabwertende, angstvergrößernde oder belastende Gedanken bezeichnet, die Sie daran hindern, neue positive Erfahrungen zu machen. Deshalb gelten der Aufbau und die Einübung positiver und hilfreicher Gedanken als eine der wichtigsten Möglichkeiten zur Überwindung von Depressionen. Wichtig dabei ist, dass die positiven Gedanken nicht nur »übergestülpt« werden, sondern zu Ihnen und Ihrer persönlichen Situation passen, realistisch und stimmig für Sie sind.

Die folgenden Methoden der kognitiven Verhaltenstherapie werden auch als »kognitive Umstrukturierung« bezeichnet. Sogenannte »irrationale oder negative automatische« Gedanken werden in »rationale hilfreiche und positive« Gedanken umgewandelt. Die Methode der »Kognitiven Therapie der Depression« wurde erstmals 1967 von *A. T. Beck* entwickelt und bis heute von verschiedenen Wissenschaftlern in zahlreichen Studien untersucht, weiterentwickelt und in ihrer Wirksamkeit bestätigt (vgl. Beck et al., 2001).

Lieber positive (richtige) als belastende (falsche) Gedanken　　**Übung**

Lesen Sie zunächst die folgenden Beispiele und versuchen Sie dann, Ihre persönlichen negativen Gedanken aufzuschreiben. Benutzen Sie die folgenden Tipps, um Ihre negativen Gedanken in hilfreiche Gedanken umzuwandeln. Die belastenden Gedanken können folgende Merkmale haben:

1. Alles-oder-nichts-Denken

Falsch: »Ich muss alles perfekt machen, sonst bin ich ein Versager.«
Richtig: »Ich richte mich nach der Energie, die ich heute zur Verfügung habe. Es gibt nicht nur gut oder schlecht, sondern auch Zwischenstufen.«

2. Gedanken lesen

Falsch: »Ich weiß, dass die anderen schlecht über mich denken.«

Richtig: »Die Gedanken sind frei. Wer mich mag, wird auch Positives über mich denken. Ich beschäftige mich nicht mit Gedankenlesen.«

3. Übertreibung

Falsch: »Immer habe ich Pech, nie habe ich Glück.«

Richtig: »Manchmal habe ich Glück und manchmal habe ich Pech.«

4. Katastrophisieren

Falsch: »Wenn ich vor mehreren Menschen stehe, dann fällt mir sicher nichts ein.«

Richtig: »Ich beschäftige mich nicht damit, was mir alles Schlimmes passieren könnte, sondern ich riskiere die Situation, nur so kann ich positive Erfahrungen machen.«

5. Die Zukunft vorhersagen – Negatives prophezeien

Falsch: »Es wird mir bestimmt wieder schlechter gehen.«

Richtig: »Niemand kann die Zukunft vorhersagen, auch ich nicht, ich verwende meine Energie für den heutigen Tag.«

6. Nicht-Können

Falsch: »Ich kann dieses Telefongespräch nicht führen.«

Richtig: »Nur weil etwas auf den ersten Blick schwierig und anstrengend erscheint, kann ich nicht erfahren, ob ich es schaffen kann, solange ich es nicht ausprobiere.«

7. Die eigene Fähigkeit herunterspielen

Falsch: »Dieser Erfolg war nur Zufall, das nächste Mal wird es bestimmt wieder schlechter.«

Richtig: »Wenn ich etwas geschafft habe, dann bezeichne ich dies nicht als Zufall oder Glück, sondern lobe mich für meinen eigenen Beitrag zu dieser Leistung.«

Modifiziert nach Joormann u. Unnewehr, 2002

Für den notwendigen Aufbau positiver und hilfreicher Gedanken benutze ich gerne folgendes symbolisches Bild: »In Ihrem Gehirn ist zurzeit eine breite Autobahn negativer und belastender Gedanken. Im Verlauf unserer gemeinsamen Arbeit werden wir diese Negativ-Spur verkleinern und die Positiv-Spur durch Aufbau und Einübung positiver und hilfreicher Gedanken erweitern.«

Hierzu die folgende symbolische Zeichnung einer 32-jährigen, schwer depressiven Patientin. Ihr ist durch regelmäßiges Einüben eine Zunahme positiver, ermutigender und hilfreicher Gedanken und dadurch der Abbau ihrer negativen, selbstschädigenden und selbstabwertenden Gedanken – im Verlauf von einem Jahr Psychotherapie – sehr gut gelungen.

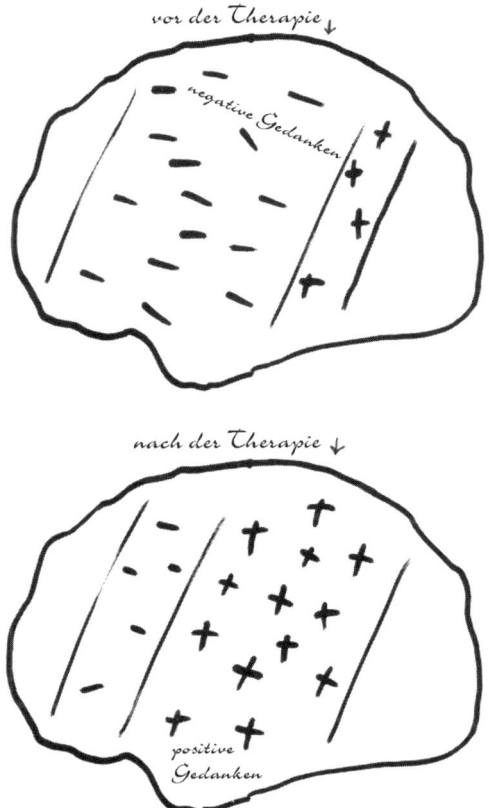

Übung: Zwei-Spalten-Technik

Nehmen Sie ein Blatt Papier und ziehen Sie in der Mitte einen senkrechten Strich. Auf die linke Seite schreiben Sie Ihre negativen, belastenden, angstvergrößernden Gedanken (Bewertung von 0 bis 10 wie belastend?) und auf die rechte Seite für jeden negativen mindestens drei positive und hilfreiche Gedanken (Bewertung von 0 bis 10 wie hilfreich?). Zur Veranschaulichung hier ein Beispiel:

Negative, belastende Gedanken/0–10	Positive, hilfreiche Gedanken/0–10
Ich kann das nicht	1. Ich versuche es
	2. Ich darf auch Fehler machen
	3. Ich mache es in kleinen Schritten
	4.
	5.
Ich bin schuld	1. Ich bin unschuldig
	2. Ich habe getan, was ich konnte
	3. Ich kann aus Fehlern lernen
	4.
	5.
Ich bin wertlos	1. Ich wertschätze mich
	2. Ich bin für mich und andere wichtig
	3. Ich bin eine wertvolle Person
	4.
	5.

Versuchen Sie nun für jeden der drei negativen Gedanken jeweils noch 2 weitere eigene positive Gedanken zu finden. Achten Sie darauf, dass Ihre Formulierungen auch *nur »positiv«* sind. Es sollte *keine Verneinung* (nicht, keine usw.) vorkommen. Achten

Sie auch darauf, dass sich für Sie die hilfreichen Gedanken »stimmig« anfühlen. Ein übergestülpter oder hohler Trost, an den Sie nicht wirklich glauben können, würde Ihnen nicht weiterhelfen.

Übung: Hilfreiche Gedanken automatisieren

Machen Sie die oben dargestellte Übung immer dann, wenn Sie ein negativer Gedanke quält. Halten Sie deshalb immer Stift und Papier bereit.

Wenn Sie nun eine Sammlung realistischer, hilfreicher positiver Gedanken erstellt haben, dann wählen Sie am Ende des Tages (oder der Woche) nochmals die 10 hilfreichsten Gedanken (Bewertung zwischen 7 und 10) aus und lernen diese – wie Englisch-Vokabeln – auswendig. Schreiben Sie Ihre hilfreichsten Gedanken auf kleine Karteikärtchen, die Sie – zum »Spicken« – immer bei sich haben. Damit automatisieren Sie allmählich die positiven und hilfreichen Gedanken, sodass im Laufe der Zeit bei jedem negativen Gedanken gleich ein positiver Gedanke in Ihr Bewusstsein »einschießen« kann.

Sie können damit die positive Spur in Ihrem Gehirn verbreitern und Schritt für Schritt die negative Grübelspur verschmälern. Prof. Martin Hautzinger (2006, S. 56), ein angesehener Depressionsspezialist, nennt diesen Vorgang »positive Gedanken in den Kopf pumpen«.

4. Den Selbstwert stärken

Eine positive Sicht der eigenen Person ist ein guter Schutzfaktor für psychische Gesundheit. In der verhaltenstherapeutischen Psychotherapie gibt es hierfür Übungen auf der kognitiven, der Verhaltens-, der körperlichen und auf der Gefühlsebene. Hier einige weitere Übungen:

Wir machen nun in einer kleinen Besinnungsübung eine Reise zur Quelle Ihrer Stärken, Fähigkeiten, Begabungen und positiven Eigenschaften. Manche dieser Stärken sind Ihnen sicher schon bewusst, andere lernen Sie vielleicht durch diese Besinnungsübung wieder besser kennen.

Setzen Sie sich nun aufrecht in entspannter Besinnungshaltung auf Ihren Stuhl, die Füße etwas auseinander, fest auf den Boden, die Hände auf den Oberschenkeln, den Rücken gegen die Stuhllehne gelehnt, den Kopf in einer bequemen Haltung.

(Wenn Sie die Übung schon verinnerlicht haben, dann können Sie auch jetzt die Augen schließen.)

Machen Sie sich noch einmal die Sinneseindrücke bewusst, die mit der momentanen Situation verbunden sind – – – Bilder – – – Geräusche – – – Körperempfindungen – – – Gerüche – – – und vielleicht auch einen bestimmten Geschmack im Mund.

Während Sie dies alles wahrnehmen, können Sie nun mit Ihren Gedanken zurückgehen in verschiedene Situationen Ihres Lebens, in denen Sie sich zufrieden, glücklich, stark, selbstbewusst, fähig, hilfreich oder einfach wohlgefühlt haben.

Gehen Sie gedanklich zurück – – – für ein paar Wochen – – – Monate – – – oder Jahre in Ihrem Leben.

Lassen Sie sich nun ein wenig persönliche Zeit, verschiedene Situationen zu erahnen oder zu finden, in denen Sie im Vollbesitz Ihrer persönlichen Kräfte, Begabungen, Fähigkeiten und Stärken waren.

Suchen Sie sich nun drei Situationen aus, in denen Sie sich stark und kraftvoll gefühlt haben und in denen Sie aus eigener Kraft etwas dazu beigetragen haben, sich in Ihrer persönlichen Art und Weise besonders fähig, zufrieden oder energievoll zu fühlen. Lassen Sie sich hierfür wieder ein wenig persönliche Zeit – – – .

Suchen Sie sich dann aus diesen drei Situationen eine für Sie persönlich besonders wichtige Situation aus, in der Sie aus eigener Kraft etwas dazu beigetragen haben, sich in Ihrer persönlichen Art und Weise besonders stark, fähig, zufrieden oder wohlzufühlen. Lassen Sie sich hierfür wieder ein wenig persönliche Zeit – – – .

Auch wenn es Ihnen heute noch nicht gelingen sollte, eine bestimmte Situation auszuwählen, so hat doch jeder Mensch eine gewisse Ahnung von seinen persönlichen Stärken, die sich gedanklich – – – gefühlsmäßig – – – körperlich – – – oder in Ihrem Verhalten andeuten können.

Versuchen Sie nun, Ihre persönliche Stärke zu erahnen, zu erspüren und zu erforschen, mit welchen Gefühlen und Körperempfindungen sie verbunden ist – – –.

Versuchen Sie, sich zuzusehen und sich ein Bild davon zu machen, wie Sie selbst handeln, was Sie tun, um sich wohlzufühlen. Wie Ihr Gesichtsausdruck und Ihre Körperhaltung von außen aussehen. Welche anderen wichtigen Bilder möglicherweise mit dieser Situation verbunden sind – – –.

Vielleicht können Sie auch hören, wie sich Ihre Stimme anhört oder die anderen Geräusche in dieser Situation.

Vielleicht verbinden Sie diese Situation auch mit einem bestimmten Geruch oder Geschmack – – –.

Lassen Sie sich nun wieder ein wenig persönliche Zeit – – – zu spüren – – – zu sehen – – – zu hören – – – und vielleicht auch zu riechen oder zu schmecken – – – welche Eindrücke mit dieser Situation verbunden sind – – – und was Sie selbst dazu beigetragen haben, sich in dieser Situation im Vollbesitz Ihrer positiven Eigenschaften, Fähigkeiten und Stärken zu fühlen.

Versuchen Sie nun, irgendeinen symbolischen Begriff zu finden, der stellvertretend für diese Stärke steht. Nehmen Sie sich hierfür wieder ein wenig persönliche Zeit – – –.

Wenn Sie diesen symbolischen Begriff oder auch symbolischen Gegenstand gefunden haben, dann atmen Sie nochmals dreimal tief durch – – – dehnen und strecken Sie nun Ihren ganzen Körper und spüren Sie jetzt wieder Ihre Füße auf dem Boden, die Hände auf den Oberschenkeln, den Kontakt des Rückens mit dem Stuhl – – – öffnen Sie die Augen, strecken sich kräftig durch, schütteln Sie Arme und Beine aus, sehen Sie sich im Raum um und hören Sie die Geräusche im Raum. Vielleicht nehmen Sie auch wieder Gerüche und einen bestimmten Geschmack wahr.

Schreiben Sie zunächst den symbolischen Begriff oben auf ein

Blatt und versuchen Sie dann, ohne zu sprechen, dieses Symbol irgendwie mit Farben, in abstrakten Formen oder auch gegenständlich auf das vor Ihnen liegende Blatt zu malen.

Für die nächsten Wochen oder Monate möchte ich Sie bitten, dieses Symbol als wichtigen Anker für Ihre Stärken und positiven Eigenschaften irgendwo an einem gut sichtbaren Ort aufzuhängen, um sich auch in schwierigen Situationen immer wieder an diese wichtigen positiven Seiten Ihres Lebens und an Ihre Stärke(n) zu erinnern.

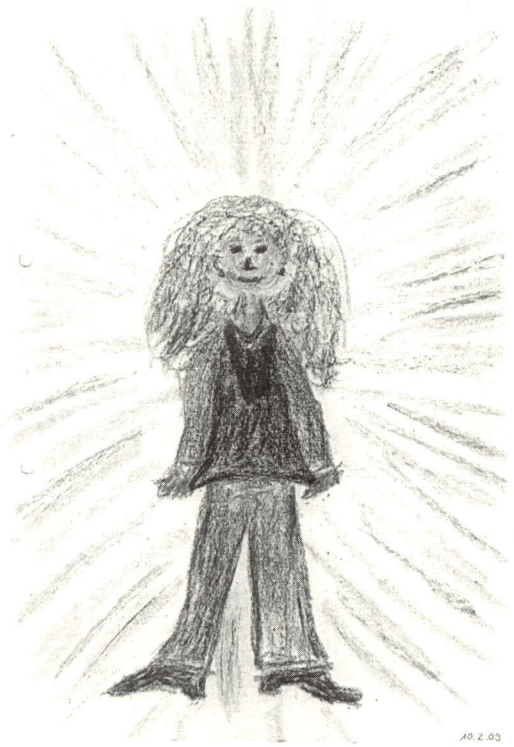

»Ich und meine Stärken«, Frau F., 36 Jahre (Diagnose: Angst und Depression gemischt, die dieses Bild »Inneres und äußeres Strahlen« nannte)

Übung: Der innere Helfer

Zur Verinnerlichung und weiteren Automatisierung Ihrer positiven und hilfreichen Gedanken können Sie (im Anschluss an die Übung *Grübelstuhl* auf S. 52) noch folgende Übung mit zwei Stühlen machen. Setzen Sie auf Stuhl (A) den »negativen Grübler« und auf den anderen Stuhl (B) den »inneren Helfer«.

Wenn Sie sich zu lange mit einem Grübelgedanken beschäftigen, dann fragen Sie (auf Stuhl A sitzend) den inneren Helfer (Stuhl B) um Rat. Anschließend setzen Sie sich auf den Helferstuhl (B). Nachdem Ihr innerer Helfer bereits viele positive und hilfreiche Gedanken auswendig gelernt hat, können Sie auf einen Fundus hilfreicher Ideen zurückgreifen und dem Grübler auf Stuhl A Lösungen vorschlagen und laut aussprechen. Auf diese Weise können Sie hin- und herwechseln.

Sie beenden die Übung – erst dann, wenn Sie einen oder mehrere Gedanken und Vorschläge des »inneren Helfers« annehmen können – mit dem Versprechen, die Ideen und Vorschläge auszuprobieren. Dieser Abschluss ist sowohl in einem tatsächlichen Kontakt mit einem Helfer Ihrer Umgebung als auch mit Ihrem inneren Helfer sehr wichtig. Denn jeder der sich um Sie bemüht – auch Ihr eigener innerer Helfer –, braucht auch eine positive

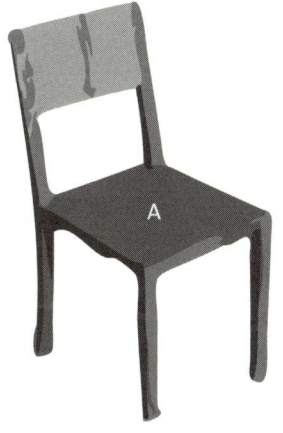

Grübelstuhl

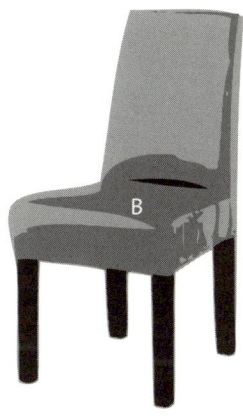

Helferstuhl

Rückmeldung. Nur dann entwickelt sich auch in Zukunft die Bereitschaft, Sie zu unterstützen, weil Sie dann Ihre Helfer und Bezugspersonen spüren lassen, dass deren Kümmern und Bemühungen für Sie Sinn machen.

Im Folgenden finden Sie für verschiedene Grübelthemen noch weitere gedankliche Anregungen. Dies ist eine, in vielen Jahren entstandene, Sammlung der Gedanken meiner Patientinnen und Patienten. Für Sie als Leser sind dabei natürlich vor allem die positiven und hilfreichen Gedanken wichtig.

Positive Selbstwertüberzeugung

Positive Selbstwertüberzeugungen können Sie sich selbst (oder mithilfe Ihres Psychotherapeuten) durch verschiedene Übungen erarbeiten. Die im Fallbeispiel beschriebene Übung können Sie zunächst relativ mühelos selbst ausprobieren. Sie wird auch in der verhaltenstherapeutischen Psychotherapie bei der Bearbeitung belastender Lebenserfahrungen sehr wirksam angewandt.

Beispiel

Frau A. leidet noch vier Jahre nach dem Unfalltod ihres Bruders unter Depressionen. Sie fühlt sich in übergroßem Maße für das Leid ihrer Eltern, die sie häufig beschimpfen und abwerten, verantwortlich. Indirekt fühlt Sie sich auch schuldig am Tod ihres damals alkoholisierten Bruders, weil sie es nicht geschafft hatte, ihn vom Alkohol wegzubringen. Die Mutter ist Alkoholikerin, der Vater herzkrank und hat häufig unkontrollierte Wutausbrüche. Frau A. ist eine kluge, einfühlsame 26-jährige Studentin und klagt immer wieder »keiner mag mich, jeder trampelt auf meiner Seele herum, alle anderen sind besser als ich, ich habe nur Pech im Leben, ich bin schuld, wenn es meiner Familie schlecht geht, keiner berücksichtigt meine Wünsche« usw.

Wir sammeln in intensiver therapeutischer Bearbeitung der bisherigen belastenden Lebensereignisse alle negativen Selbstwertüberzeugungen. Dann erarbeiten wir mit den Fragen »Wie würden Sie gerne über sich selbst denken?« und »Welche positiven Selbstwertüberzeugungen fühlen sich dabei echt, stimmig und authentisch in Ihrem heutigen Leben an?« zahlreiche positive Selbstwertüberzeugungen. Die zehn wichtigsten »positiven Überzeugungen« werden von der Patientin durch intensives Einüben verinnerlicht. Nach 25 Sitzungen kommt sie zum ersten Mal lächelnd in die Therapiesitzung: »Ich bin ich und ich bin wertvoll und ich sorge jetzt in erster Linie für mich.«

Darauf konnten wir nun weitere Selbstwertübungen aufbauen.

Übung: Grübeleien in positive Selbstwertüberzeugungen verwandeln

Wählen Sie nun aus den unten genannten Themen diejenigen aus, die für Sie eine besonders wichtige Bedeutung haben. Lesen Sie zunächst die Beispiele durch und schreiben Sie anschließend Ihre eigenen belastenden Gedanken auf. Stellen Sie dann jedem belastenden Satz zwei oder drei positive Selbstwertüberzeugungen gegenüber (siehe auch *Zwei-Spalten-Technik*). Achten Sie dabei darauf, dass sich das Positive auch echt, ehrlich und stimmig anfühlt.

Auf die Stimmigkeit und Echtheit positiver Überzeugungen achten

1. Thema: Liebenswert sein

Negative Selbstwertüberzeugungen – Belastende Gedanken
Ich bin nicht liebenswert
Ich werde nicht gemocht
Keiner interessiert sich für mich
Ich bin allein und verlassen
Was denken nur die anderen von mir
Ich bin schuld am Rückzug des anderen
Ich muss um Zuneigung und Kontakt bitten
Ich darf keinen Unwillen zeigen
Ich darf nicht ungeduldig werden

Positive Selbstwertüberzeugungen

Ich bin liebenswert

Ich bin kompetent

Ich liebe mich selbst

Ich bin wertvoll

Ich bin unterstützenswert

Ich werde gebraucht

Ich bin wichtig

Ich bin erwünscht

Ich bin in Ordnung, so wie ich bin

Ich nehme mich selbst an, so wie ich bin

Ich habe eine positive Ausstrahlung

Ich darf mir meine positiven Seiten bewusst machen

Ich bin heute erwachsen und unabhängig von der Liebe meiner
Eltern

Ich habe es verdient, beachtet zu werden

Ich achte darauf, gut behandelt zu werden

Ich behandle andere respektvoll und darf auch selbst Respekt
erwarten

Die Angst vor Liebesentzug ist eine alte Angst und heute nicht
mehr begründet

2. Thema: Grenzen zeigen

Negative Selbstwertüberzeugungen – Belastende Gedanken

Ich verletze mit meinem NEIN die anderen

Ich muss die Erwartungen der anderen erfüllen

Wenn ich meine Grenzen zeige, mache ich andere traurig

Ich bin schuld, wenn es anderen schlecht geht

Andere fühlen sich von mir zurückgewiesen

Ich darf nicht streiten

Ich muss immer brav sein

Ich muss mich immer erwünscht verhalten

Ich muss immer schwierige Situationen glätten

Ich werde nicht geliebt, wenn ich mich nicht wohl verhalte

Ich habe Angst vor den Konsequenzen eines Konfliktgesprächs

Positive Selbstwertüberzeugungen

Ich darf erwarten, dass meine Grenzen respektiert werden

Ich verletze niemanden absichtlich

Meine Gefühle sind richtig und wichtig und ich darf sie in angemessener Form äußern

Ich habe das Recht, unerträgliche Situationen zu beenden

Ich bin es mir wert, Grenzen zu zeigen

Ich schütze meine natürlichen Grenzen

Ich achte auf meine Grenzen

Ich darf mich abgrenzen

Ich wehre mich gegen schlechte Behandlung

Ich weiß ganz sicher, dass ich niemandem vorsätzlich Böses zufüge

Ich fordere meine Rechte beharrlich ein

Ich kann den möglichen Rückzug anderer aushalten

3. Thema: Die eigene Meinung vertreten

Negative Selbstwertüberzeugungen – Belastende Gedanken

Ich muss Konflikte vermeiden

Ich halte die Konsequenzen nicht aus

Ich mag nicht schuld daran sein, wenn der andere traurig ist

Ich bin ein schlechter Mensch

Ich darf meine Meinung nicht sagen, sonst wenden sich alle von mir ab

Ich darf Missstände nicht ansprechen, weil ich sonst dem anderen wehtue

Nur wenn ich immer JA sage und zustimme, werde ich gemocht

Ich habe nicht das Recht, ein Thema zu Ende zu diskutieren

Ich kann die unangenehmen Gefühle des anderen nicht aushalten

Positive Selbstwertüberzeugungen

Ich darf meine Meinung sagen

Ich möchte ehrlich, authentisch und stimmig sein

Ich habe das Recht, Probleme und Konflikte anzusprechen

Ich bin erwachsen und der andere ist erwachsen

Ich bin für meine Gefühle verantwortlich und der andere für seine

Wenn ich mich mit der Meinung des anderen auseinandersetze, dann darf ich von ihm erwarten, dass er auch meine Meinung (ohne Rückzug) aushält

Ich kann die mögliche Enttäuschung des anderen aushalten; das ist seine Enttäuschung und nicht meine

Ich verschwende keine Energie an negative Prophezeiungen

Ich lasse dem anderen seine Gefühle, ohne sie auf mich zu beziehen

Ich darf die Reaktion des anderen stehen lassen

Ich nehme mein Leben selbst in die Hand

Ich bin es mir schuldig, meine Meinung wichtig zu nehmen

4. Thema: Wünsche und Bedürfnisse äußern

Negative Selbstwertüberzeugungen – Belastende Gedanken

Ich darf nicht egoistisch sein

Meine Wünsche und Bedürfnisse sind unwichtig

Ich darf keine Forderungen stellen

Ich bin schuld, wenn sich ein anderer bedrängt fühlt

Ich darf nicht beharrlich sein

Ich muss Unmut vermeiden

Ich möchte niemanden belästigen

Positive Selbstwertüberzeugungen

Ich darf mir meine Wünsche zugestehen

Ich darf für meinen Lebenssinn beharrlich eintreten

Ich stehe zu meinen Wünschen und Bedürfnissen

Ich darf Angriffe auf meine Bedürfnisse abwehren

Meine Wünsche und Bedürfnisse sind wichtig

Ich habe ein Recht auf meine Wünsche und Bedürfnisse

Ich achte auf ein Gleichgewicht zwischen meinen und den Bedürfnissen anderer

5. Thema: Selbstwertgefühl

Negative Selbstwertüberzeugungen – Belastende Gedanken

Ich bin ein Versager

Ich bin wertlos

Ich bin unwichtig

Ich verdiene keine Liebe

Ich muss immer perfekt sein, um geliebt zu werden

Ich bin nicht gut genug

Ich kann und weiß nichts

Nur wenn ich etwas leiste, bin ich etwas wert

Positive Selbstwertüberzeugungen

Ich wertschätze mich

Ich sorge für mich

Ich bin stark und komme mit vielen Dingen des Lebens gut klar

Ich bin wertvoll

Ich bin ich und kenne meine Stärken und Schwächen

Ich bin kompetent

Ich respektiere mich selbst

Ich bin auch in der Lage, es auszuhalten, wenn mich jemand nicht mag

Ich kann mir selbst aussuchen, von wem ich gemocht werden möchte

Ich darf erwarten, so geliebt zu werden, wie ich bin

Ich bin Liebens-würdig

Ich kann mir selbst vertrauen

Ich verdiene es, dass es mir gut geht

Ich bin einzigartig

Negative Selbstwertüberzeugungen – Belastende Gedanken

Ich weiß nicht, wie ich mich verhalten soll

Ich bin allein

Mich mag keiner

Alle anderen sind besser als ich

Ich werde abgelehnt

Ich komme nicht an bei anderen

Ich bin ein Außenseiter

Ich verstehe die anderen nicht

Ich werde nicht verstanden

Die anderen finden mich komisch

Ich bin zu dick/zu dünn

Ich bin unweiblich/unmännlich

Ich bin falsch, so wie ich bin

Ich werde nicht ernst genommen

Ich bin anders als andere

Mit mir stimmt etwas nicht

Positive Selbstwertüberzeugungen

Ich bin, wie ich bin – mit allen Stärken und Schwächen

Ich suche mir aus, wer mich beurteilen darf

Echte Freunde akzeptieren mich mit meinen Schwächen und
  Stärken

Jeder andere ist froh, wenn er entdeckt, dass ich ebenso Schwächen habe wie er selbst

Mein Körper ist in Ordnung, so wie er ist

Ich darf verschiedene Verhaltensweisen ausprobieren

Ich bin in der Lage, Menschen anzulächeln

Ich darf mich über Lob freuen

Ich erlaube es mir, meine Stärken zu erkennen

Ich bin lernbereit und lernfähig

Ich interessiere mich für andere Menschen

Ich habe das Recht zu entscheiden, wer zu mir passt

Ich wage es, ein Risiko einzugehen

Ich bleibe auch dann ein guter Mensch, wenn ich mal etwas
   falsch mache
Ich kann vieles durch Beharrlichkeit und Übung erreichen
Ich kann und will an meinen sozialen Fähigkeiten arbeiten
Ich achte auf ein Gleichgewicht zwischen Selbstverwirklichung
   und sozialer Verantwortung
Ich bin stolz auf das, was ich mir erarbeitet habe
Meine Schwächen machen mich auch liebenswert
Es gibt Momente, in denen ich gar nicht so sein will wie alle
   anderen
Ich bin mir meines »Selbsts« bewusst
Ich versuche immer mehr, ich selbst zu werden
Ich bin nicht alleine, ich habe mich

7. Thema: Umgang mit besonderen Fähigkeiten

Negative Selbstwertüberzeugungen – Belastende Gedanken
Ich bin ausgegrenzt
Ich muss mein Licht unter den Scheffel stellen
Eigenlob stinkt
Ich bin unnormal
Begabungen sind eine Last
Keiner versteht mich
Mit mir stimmt etwas nicht
Meine Fähigkeiten machen mich zum Außenseiter
Mit meinen Fähigkeiten nimmt mich keiner ernst
Ich bin einsam und isoliert
Ich darf nicht dazugehören

Positive Selbstwertüberzeugungen
Ich stehe zu meiner Außergewöhnlichkeit
Ich betrachte meine Fähigkeiten sowohl als Geschenk als auch
   als Verpflichtung
Ich würdige meine Stärken, ohne anderen damit zu schaden
Ich achte auf meine Würde

Ich suche mir Menschen, die zu mir passen
Ich unterscheide mich manchmal ganz bewusst von anderen
Ich kann meinen Platz im Leben finden
Ich darf stolz auf meine besonderen Eigenschaften sein
Ich erlaube es mir, meine »Andersartigkeit« zu zeigen
Ich stelle meine Fähigkeiten mir und anderen zur Verfügung
Ich gehe mit meinen Fähigkeiten bescheiden um
Ich erlaube es mir, stolz auf meine Fähigkeiten zu sein (ohne
    damit zu prahlen)
Ich akzeptiere, dass ich mich – aufgrund meiner Fähigkeiten –
    manchmal einsam fühle
Meine Fähigkeiten geben meinem Leben einen besonderen Sinn
Ich nutze meine persönlichen Möglichkeiten

8. Thema: Schuld – Unschuld

Negative Selbstwertüberzeugungen – Belastende Gedanken
Ich bin schuld, wenn es anderen schlecht geht
Ich bin ein schlechter Mensch
Nur wenn ich alle Erwartungen erfülle, bin ich frei von Schuld
Ich bin der Verursacher von Leid
Ich bin in der Schuld, dem anderen hinterherzulaufen
Ich habe etwas verkehrt gemacht
Ich bin nicht vertrauenswürdig

Positive Selbstwertüberzeugungen
Ich bin schuldlos
Ich habe getan, was ich konnte
Ich bin vertrauenswürdig
Ich darf meinen gesunden Selbsterhaltungstrieb ausleben
Ich kann aus Fehlern lernen
Ich übernehme die Verantwortung für mich
Ich habe keinen absichtlichen Fehler gemacht
Ich kann meiner Einschätzung trauen
Ich kann mich für Fehler entschuldigen

Negative Selbstwertüberzeugungen – Belastende Gedanken
Ich kann das nicht
Ich schaffe das nicht
Ich habe keine Kraft
Ich bin gelähmt
Alles ist hoffnungslos
Ich tauge zu nichts mehr
Ich komme nicht aus dem Bett
Mir gelingt nichts
Ich kann mich nicht entscheiden

Positive Selbstwertüberzeugungen
Ich versuche es
Bei kleineren Entscheidungen darf ich fehlerfreundlich sein
Ich kann auch in kleinen Schritten zum Ziel kommen
Ich passe mein Tempo meiner vorhandenen Energie an
Ich unterscheide zwischen notwendigem Schutz und schäd-
    licher Vermeidung
Ich darf auf ein Gleichgewicht zwischen Aktivität und Passivi-
    tät achten
Ich kann es Schritt für Schritt schaffen
Ich mache mir bewusst, dass es in allem auch etwas Positives
    gibt
Ich kann bis 10 zählen und dann aufstehen, das ist zu schaffen
Nur die großen Entscheidungen sind wichtig, die brauchen Zeit
    und diese darf ich auch auf energievollere Momente ver-
    schieben
Ich unterscheide zwischen energiespendendem (z. B. Sport) und
    energiefressendem (z. B. zu viele Überstunden) Kraftaufwand

Negative Selbstwertüberzeugungen – Belastende Gedanken
Gefühle zu zeigen ist eine Schwäche
Unangenehme Gefühle dürfen nicht sein
Ich muss vor diesem Gefühl fliehen
Ich kann das Gefühl nicht aushalten
Ich muss mich immer gut fühlen

Positive Selbstwertüberzeugungen
Ich gehe das Risiko ein, vertrauenswürdigen Menschen meine
    Gefühle zu zeigen
Ich erlaube mir diese Gefühle
Ich kann unangenehme Gefühle aushalten
Ich will diese Gefühle kennenlernen
Ich entscheide, wann ich meine Gefühle auslebe
Auch unangenehme Gefühle bringen mich weiter
Ich darf den Gefühlen den nötigen Raum geben
Ich darf diese Gefühle kommen und gehen lassen
Ich lasse die unangenehmen Gefühle zu und nehme sie wichtig
Ich darf schädliche, unangenehme Gefühlssituationen (zu mei-
    nem Schutz) beenden (ohne zu fliehen)
Unangenehme Gefühle sind ein wichtiger Teil des Lebens
Ich erlaube mir auch meine angenehmen Gefühle

Die nun folgende Übung »Sieben Säulen« stellt einen weiteren
Baustein zum Aufbau Ihres Selbstwertes dar.

Stellen Sie sich vor, dass Sie und Ihr gesamtes Leben symbolisch auf sieben tragenden Säulen stehen. Diese sieben Säulen symbolisieren alles, was Ihnen Halt gibt, und alle Bereiche, die wichtig sind für Sie, um ein gesundes Leben zu führen.

Lesen Sie zunächst den Text durch oder nehmen Sie ihn auf einen Tonträger auf. Schließen Sie dann die Augen und lassen Sie sich ausreichend Zeit, um Ihre sieben Säulen zu finden, die Sie aufbauen, ausbauen oder stabilisieren wollen.

Setzen Sie sich bitte auf einen bequemen Stuhl, die Füße etwas auseinander, fest auf dem Boden, die Hände auf den Oberschenkeln, die Augen geschlossen. Achten Sie darauf, wie Ihr Atem beim Einatmen die Brust hebt und wie sich die Brust beim Ausatmen wieder senkt – – – hebt und senkt in Ihrem eigenen Atemrhythmus – – – und lassen Sie Ihre Füße fest auf dem Boden stehen. Stellen Sie sich nun vor, dass Ihre Füße (symbolisch für Ihr ganzes Leben) auf den wichtigsten sieben tragenden Säulen Ihres Lebens stehen. Diese sieben tragenden Säulen verkörpern alle wichtigen

- Talente – – – Begabungen – – – Stärken – – – Fähigkeiten
- alles, worauf Sie sich stützen können
- Bevorzugungen
- Hobbys
- Erfolgserlebnisse
- alles, was Ihnen im Leben Spaß macht
- alles, was Sie voranbringt
- das, was Sie tröstet
- Dinge und Menschen, die Ihnen ganz besonders wichtig sind
- alles, was Sie gut können
- alles, woraus Sie Kraft und Energie schöpfen können.

Sammeln Sie zunächst für sich alles Positive, Angenehme, alle Stärken und Talente, Fähigkeiten und Begabungen, die Sie bisher in Ihrem Leben erfahren oder gepflegt haben.

Es geht also darum, dass Sie die sieben tragenden Säulen Ihres Lebens suchen und finden, aus denen Sie Kraft schöpfen können, die

Ihr Leben bereichern. Stellen Sie sieben für Sie wichtige Stützen dar, auf die Sie sich verlassen können – denn jeder gesund geborene Mensch hat ursprünglich alles mitbekommen, was er braucht, um einigermaßen gesund und zufrieden leben zu können. Erinnern Sie sich dabei auch an alle Stärken und Fähigkeiten, die Ihnen Ihre Bezugspersonen, Eltern, Erzieher, Lehrer usw., in Ihrem bisherigen Leben vorgelebt haben. Sicherlich haben Sie von diesen Modellen eine ganze Menge gelernt.

Nehmen Sie sich nun ein wenig Zeit, Ihr Leben nach diesen Kraftquellen zu durchleuchten.

Wenn Sie einiges gefunden haben, dann beenden Sie die Besinnungsübung. Bitte schreiben Sie nun alle Kraftquellen, Begabungen, Stärken, positiven Aktivitäten usw., die Sie gefunden haben, zunächst auf ein Blatt. Drehen Sie dann Ihr Blatt um und malen Sie auf die Rückseite mit den entsprechenden Farben Ihre großen und kleinen Säulen auf. Geben Sie jeder Säule einen übergeordneten Namen, den Sie auf den Kopf der Säule schreiben (wie z. B. gutes Aussehen, Kontaktfähigkeit, Freunde, Handarbeiten, Kreativität usw.). Beschriften Sie nun Ihre Säule, ähnlich wie eine Litfaßsäule mit den konkreten Tätigkeiten, die Sie bisher bereits mit dieser Säule verbinden.

Schreiben Sie sich nun an den Fuß einer jeden Säule einen wichtigen Vorsatz für die kommenden vier Wochen, wie Sie in der nächsten Zeit neue Kraft aus dieser Säule schöpfen können.

Sollte es Ihnen heute noch nicht gelungen sein, alle sieben Säulen zu beschriften, so lassen Sie sich so viel Zeit, wie Sie brauchen, um den übrigen, heute noch unbeschrifteten Säulen vielleicht später Namen zu geben.

Sie können diese Übung noch vertiefen, indem Sie mit jeder der Säulen in einen inneren Dialog treten, der mit folgenden oder ähnlichen Worten beginnen kann:

■ Du bist meine erste Säule …
■ Dein Name ist …

- Ich kenne dich seit …
- Du hast mir dann … und dann … sehr viel Kraft gegeben, indem du …
- Du begleitest mich heute in folgenden Situationen …
- Wenn ich mich auf dich besinne, dann hilft es mir, folgende Schwierigkeiten zu überwinden …
- Ich möchte dich folgendermaßen nutzen …
- Ich möchte dich folgendermaßen ausbauen …
- Du kannst mir helfen, Probleme zu überwinden, indem ich … usw.

Sie können Ihre Säulen auch den in der folgenden Übung *Ressourcen-Erforschung* aufgelisteten sieben übergeordneten Bereichen zuordnen.

Ressourcen erforschen **Übung**

Gehen Sie nun bitte auf die Suche nach Ihren bewussten oder verborgenen Stärken, Fähigkeiten und Talenten. Suchen und finden Sie alle Möglichkeiten in Ihrem heutigen oder früheren Leben, aus denen Sie Kraft schöpfen und Energie tanken können. Einige dieser Möglichkeiten sind bereits genannt. Streichen Sie die »Ressourcen« an, die auf Sie zutreffen, und ergänzen Sie Ihre eigenen Möglichkeiten und Fähigkeiten:

1. Dies können Stärken sein, die Sie einfach durch Ihr **Erbgut** mitbekommen haben, wie z. B.
- gutes Aussehen
- handwerkliche Fähigkeiten
- Sprachbegabung
- räumliches Vorstellungsvermögen
- emotionale Intelligenz
-

2. Es kann auch **Erlerntes** sein wie
- schauspielerisches Talent
- Musizieren und Singen
- künstlerisches Gestalten

- Sprachbegabung
- schnelles Arbeitstempo
-

3. Sie können diese Fähigkeiten auch im **sozialen Bereich** suchen und finden wie
- Knüpfen und Pflegen von Kontakten
- stabile Beziehungen zu Freunden und Familienmitgliedern
- ehrenamtliche Tätigkeiten und politische Initiativen
- Organisieren von Veranstaltungen und Festen
- Übernahme von Führungsaufgaben und Verantwortung usw.
-

4. Stärken liegen bei allen Menschen auch im Bereich Ihrer **Sinneswahrnehmungen**, manche Menschen können z. B.
- besonders gut riechen
- umfangreiche optische Eindrücke speichern
- feine Geschmacksunterschiede feststellen
- Geräusche sehr differenziert wahrnehmen
- Körperempfindungen intensiv spüren
-

5. Es kann sich auch um bestimmte bevorzugte **Hobbys oder Tätigkeiten** handeln wie z. B.:
- Lesen
- Handarbeiten
- Schreiben
- Fotografieren
- Sammeln und Sortieren
-

6. Vielleicht ist **körperliche Bewegung** für Sie eine wichtige Kraftquelle, z. B.
- Tanzen
- Joggen
- Schwimmen
- Rad fahren
- Ballspiele
-

7. Jeder Mensch hat auch eine ganze Reihe **guter Eigenschaften** wie z. B.:

- Offenheit
- Freundlichkeit
- Zuverlässigkeit
- Hilfsbereitschaft
- Ehrgeiz
-

Bitte beantworten Sie nun noch folgende Fragen:

Wer in Ihrer Familie hat Sie in besonderem Maße auf welche Art und Weise **gefordert?**

_____

_____

Wer in Ihrer Lebensgeschichte hat Sie in welchen Bereichen **gefördert?**

_____

_____

Wer waren Ihre zwei wichtigsten Vorbilder, was haben Sie von ihnen gelernt?

_____

_____

Häufig entwickeln wir gerade auch aus zunächst schmerzlichen lebenskritischen Ereignissen neue Energien und Talente. Welche Ereignisse und Bezugspersonen waren für Sie noch wichtig, um bestimmte Fähigkeiten entwickeln zu können?

_____

_____

_____

Übung: Autosuggestion zur Selbstakzeptanz

Bitte lesen Sie den folgenden Text mehrmals laut und leise, in einem ganz langsamen Tempo durch. Schließen Sie dann die Augen und wiederholen Sie den Inhalt, entweder wortwörtlich oder in Ihren eigenen Worten. Sprechen Sie sich diese hilfreichen Selbstakzeptanz-Sätze immer wieder vor, Tag für Tag, solange, bis sie sich in Ihrem Kopf – auch als positive Spur in Ihrem Gehirn – automatisiert haben.

Übung

Ich bin ich
und ich bin, wie ich bin, mit allen **Stärken und Schwächen**
    mit allem, was ich von meinen Vorfahren **vererbt** bekommen habe
    mir abgeschaut und angeeignet habe
    mit allem, was ich bisher **erlebt** habe
    als kleines Kind
    in der Schule
    mit meinen Eltern, Erziehern, Lehrern
    mit dem Rest meiner Familie, mit Freunden
    mit allem, was ich aus den angenehmen und unangenehmen Erfahrungen meines bisherigen Lebens gelernt, hinzugewonnen und in mir weiterentwickelt habe
Ich bin, wie ich bin, und ich habe aus allen noch so schwierigen Situationen meines Lebens etwas gelernt

Ich bin ich
und ich bin, wie ich bin,
mit all meinem Sein, meinem **Inneren und meinem Äußeren**
    und es ist **in Ordnung,** so wie ich bin
    so wie ich ausgestattet bin, äußerlich und innerlich
    so wie ich denke und fühle
    so wie ich mich entschieden habe, mein Leben zu gestalten
    so wie ich mich fördere und mich von anderen fördern lasse
    so wie ich an meiner Selbstentfaltung arbeite

so wie ich auf das Gleichgewicht zwischen Selbstverwirklichung
und sozialer Verantwortung achte

Ich bin ich
Ich bin, wie ich bin
und **ich achte auf mich**
  dass es für mich in Ordnung ist, so wie ich bin
  dass ich zufrieden mit mir bin
  dass ich einverstanden mit mir bin
  dass ich mich wertschätze
  dass ich bei mir bleibe und mich nicht verlasse
  dass ich eins mit mir bin
  dass ich echt und authentisch bin
  dass ich mich in mir zu Hause fühle.

Nachdem Sie sich diesen Text mehrmals vorgesprochen haben,
können Sie ein Bild malen mit dem Thema »Wie ich mich in mir zu
Hause fühle«.
(modifiziert nach Potreck-Rose, 2008)

Übung: Therapeutisches Schreiben

Das Aufschreiben von Gedanken und Lösungen, das schriftliche
Sortieren von Problemen und deren Ursachen, das schriftliche
»in Worte fassen« von Erlebtem haben oft eine befreiende und
heilende Wirkung. Ich möchte Ihnen hier eine Form des therapeutischen Schreibens vorstellen, die Sie auch gut ohne Therapeut ausprobieren können, und zwar die Methode des *therapeutischen Briefes*.

Therapeutische Briefe

Therapeutische Briefe können – ohne lange zu überlegen, ob es
»richtig oder falsch« sein könnte – einfach von der Seele geschrieben werden. Sie haben den Vorteil, dass Sie diese nicht
abschicken müssen (aber können, wenn Sie wollten). Außerdem

kann der Adressat entweder eine Person oder auch ein Gegenstand, ein Gefühl oder eben die Krankheit sein. Das therapeutische Schreiben kann Ihnen helfen, Ihre Gedanken zu sortieren und sich klarer über Ihren möglichen Weg aus der Depression zu werden. Hier einige Beispiele:

An meinen verstorbenen Vater

Lieber Vater,

du hast mich gefördert und gefordert, dafür bin ich dir dankbar, aber es war von beidem etwas zu viel. Du wolltest einen Jungen und warst enttäuscht, dass ich ein Mädchen war. Du hast mir viele Jungs-Fertigkeiten beigebracht und gleichzeitig später bemängelt, dass ich zu burschikos und keine richtige Frau sei. Das hat mich früh in große Selbstzweifel gestürzt. Bei den Jungs kam ich nicht an, weil ich als ungeliebte Konkurrenz erlebt wurde, und von vielen Mädchen wurde ich abgelehnt, weil ich zu »stark« war.

Durch deine Förderung konnte ich viele Talente entwickeln, aber gleichzeitig stand ich immer sehr unter Leistungsdruck. Ja, ich war mathematisch begabt, aber musstest du mich wirklich immer gleich anbrüllen, wenn ich nicht sofort alles verstanden hatte oder mit einer Drei in einer Schulaufgabe nach Hause kam? Ich war auch sportlich, aber das tägliche Training war einfach zu viel. Noch heute verspüre ich bei allem, was ich tue, diesen inneren Druck. Manchmal bin ich wie getrieben. Immer wieder komme ich in einen totalen Erschöpfungszustand mit Sinnlosigkeitsgefühlen und benötige Wochen der Erholung, um meinen Alltag wieder einigermaßen meistern zu können. Ja, ich kann und weiß viel. Aber manchmal wäre es mir lieber gewesen, nicht auf so vielen Hochzeiten tanzen zu müssen und mich mehr auf das Wesentliche im Leben konzentrieren zu können.

Nachdem ich mir mit 17 – gegen deinen Willen – lange Haare wachsen ließ, mich übertrieben weiblich kleidete und bei den

Jungs meine Fähigkeiten verbarg, hatte ich schnell viele Vereh-
rer und war mit 20 Jahren verheiratet, obwohl du immer pro-
phezeit hattest, »so wie du bist, nimmt dich keiner«. Aber auch
mein Mann hat es manchmal schwer mit mir, meinen Leistungs-
ansprüchen und meinen Erschöpfungszuständen. Ich weiß,
du hast es gut gemeint, und alle Eltern dieser Welt machen
Fehler. Aber mein Leid durch deine Fehler musste jetzt noch-
mals auf Papier, damit ich mich endgültig von diesem völlig
überzogenen und erschöpfenden Leistungsdruck in mir ver-
abschieden kann. Ich hoffe, es wird trotz meines Alters noch
gelingen.

(Frau G., 52 Jahre, 38. Sitzung)

An meine Depression

Hallo Depression,

leider kann ich noch nicht »liebe Depression« schreiben, aber
vielleicht später einmal. Du begleitest mich jetzt schon meh-
rere Monate und machst mir das Leben ganz schön schwer.
Was willst du mir sagen? Welchen Sinn kann ich dir geben? Je-
denfalls bremst du mein Lebenstempo ganz schön ab. Soll das
vielleicht so sein? Willst du, dass ich zur Besinnung komme?
Muss ich mich mehr ausruhen? Ja, du hast recht, ich habe
mich in letzter Zeit überstrapaziert. Ich bin zu viel unterwegs
gewesen, habe zu wenig geschlafen und mich für viel zu viele
Menschen und Situationen verantwortlich gefühlt. Aber musst
du mich denn wirklich gleich so niedergeschlagen, selbstzweif-
lerisch und energielos machen?

Ich werde versuchen, dich zu verstehen, mich mit dir an-
zufreunden, deine frühen Signale zu erkennen, besser auf mei-
nen Energiehaushalt zu achten, häufiger NEIN zu sagen, so
wie wir hier in der Therapie auch die Behandlungsziele formu-
liert haben. Ich verspreche dir, besser für mich zu sorgen, aber
bitte schicke mir frühere Warnsignale und lasse mich nicht
mehr so schrecklich leiden.

(Frau B., 24 Jahre, 13. Sitzung)

An meine Mutter

Hallo Du,

das Du steht für Mutter und Mama, aber das kann ich erst wieder zu dir sagen, wenn du auch deine Rolle als Mutter einnimmst.

Hast du wirklich immer gut für mich gesorgt, oder hast du schon immer – wie auch heute – von mir erwartet, dass ICH FÜR DICH sorge? Wie oft habe ich mir deine Eheprobleme anhören müssen, so lange, bis du es geschafft hattest, mich auf deine Seite zu ziehen. Du wolltest, dass ich meinen Vater als Bösewicht betrachte und dich als Heilige. Du hast verhindert, dass ich mir ein eigenes Vaterbild machen konnte.

Schon als ganz kleines Kind sollte ich dich trösten, wenn es dir schlecht ging, und wann ging es dir schlecht? Ja, du weißt es ganz genau, dann nämlich, wenn du wieder einmal getrunken hast. Ich musste dann heimlich die Flaschen entsorgen und dir neue kaufen. Ich hasse dich heute dafür, in wie viele peinliche Situationen du mich gebracht hast.

Und was ist heute? Du erwartest, dass ich mich immer noch um dein Leben kümmere und »auf der Matte stehe«, wenn du pfeifst. Wenn ich aber meine Energie für mich selbst, mein Studium, meine Freundin verwende, machst du mir Vorwürfe und Schuldgefühle. Ich kann das nicht mehr aushalten und gleichzeitig habe ich, während ich diese Sätze zu Papier bringe, ein unendlich schlechtes Gewissen, dir vielleicht doch unrecht zu tun oder dich im Stich zu lassen. Mein Kopf weiß, dass ich das alles nicht mehr leisten kann und muss. Mein Herz ist zerrissen zwischen Wut und Verantwortungsgefühl. Ich muss die »emotionale Nabelschnur« durchtrennen und du musst mithelfen, dich um dich selbst zu kümmern, damit wir vielleicht doch noch eine erwachsene Mutter-Sohn-Beziehung aufbauen können.

(Herr L., 25 Jahre, 28. Sitzung)

An meine Therapie

Liebe Therapie,

Du begleitest mich schon seit 2 Jahren, und nun möchte ich mich von dir verabschieden. Es erleichtert mich, dass ich bald wieder mehr Zeit für die ganz normalen Dinge des Alltags haben werde.

Anfangs dachte ich, nie mehr von dir loszukommen, du warst mir so wichtig und hilfreich und ich konnte mir gar nicht vorstellen, jemals ohne dich auszukommen. Nach und nach bearbeiteten wir alle meine Belastungen und negativen Gedanken. Dann wurde ich immer selbstbewusster, selbstständiger, unabhängiger und konnte meine Probleme zunehmend allein lösen. Jetzt bin ich froh, dass es vorbei ist. Ich brauche dich nicht mehr ... aber ich werde die vielen hilfreichen Gedanken, die Rollenspiele, die Körper-, Gefühls- und Besinnungsübungen, alle Mut- und Risikoübungen und die Sitzungen mit meinen Eltern und vor allem den Vorsorgeplan immer in Erinnerung behalten. Meinen Therapieordner werde ich an einem sicheren Platz aufbewahren und weiterhin möglichst häufig joggen gehen, das verspreche ich dir. Aber jetzt sage ich dir – mit befreiten Gefühlen – Tschüss und bedanke mich bei dir mit dem Bild »Auferstanden aus der Asche« (Seite 130), du hast mir sehr geholfen!

(Carina, 22 Jahre, Abschlusssitzung)

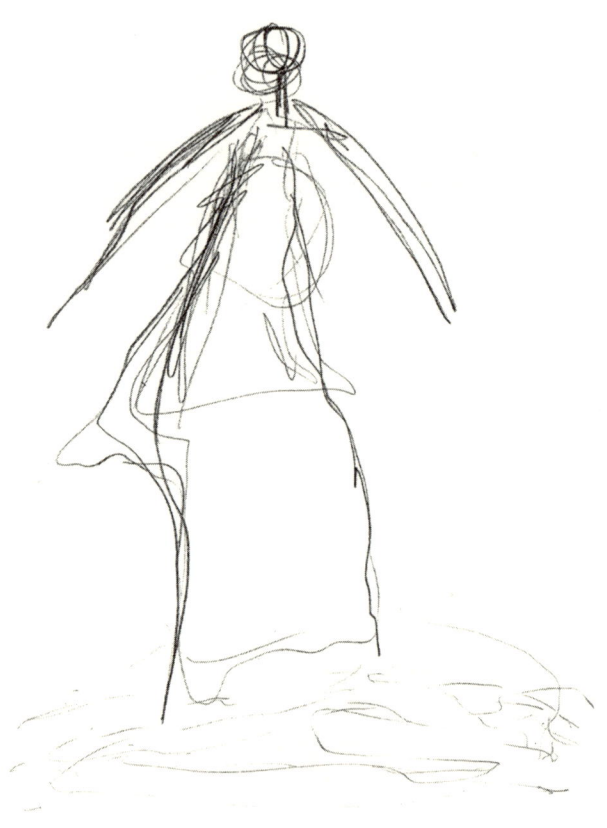

Auferstanden aus der Asche
(Abschlussbild einer 22-jährigen Patientin, welche zu Beginn der
Therapie schwere Depressionen aufgrund unverarbeiteter, belastender
Lebensereignisse hatte)

5. Zum Schluss

Lebensstufen

... und jedem Anfang wohnt ein Zauber inne.
Mut zur Veränderung und das Beschreiten neuer Wege mit all den Talenten und Stärken, die Ihnen zur Verfügung stehen, wird auch Ihnen helfen, zu gesunden.

Depressive Menschen hadern häufig mit dem natürlichen Lauf des Schicksals, scheuen Veränderung, wollen kein Risiko eingehen ... möglicherweise kennen Sie das auch.

Vielleicht hilft auch Ihnen – wie so manchem meiner Patienten – das Gedicht von Hermann Hesse: *Stufen*, das natürliche Auf und Ab des Lebens besser hinnehmen zu lernen und den Zauber von Veränderung und neuen Lebensstufen zu entdecken.

Stufen

Wie jede Blüte welkt und jede Jugend
dem Alter weicht, blüht jede Lebensstufe,
blüht jede Weisheit auch und jede Tugend
zu ihrer Zeit und darf nicht ewig dauern.
Es muß das Herz bei jedem Lebensrufe
bereit zum Abschied sein und Neubeginne,
um sich in Tapferkeit und ohne Trauern
in andre, neue Bindungen zu geben.
Und jedem Anfang wohnt ein Zauber inne,
der uns beschützt und der uns hilft, zu leben.

Wir sollen heiter Raum um Raum durchschreiten,
an keinem wie an einer Heimat hängen,
der Weltgeist will nicht fesseln uns und engen
er will uns Stuf' um Stufe heben, weiten.
Kaum sind wir heimisch einem Lebenskreise
und traulich eingewohnt, so droht Erschlaffen;
nur wer bereit zu Aufbruch ist und Reise,
mag lähmender Gewöhnung sich entraffen.

Es wird vielleicht auch noch die Todesstunde
uns neuen Räumen jung entgegensenden,
des Lebens Ruf an uns wird niemals enden…
wohlan denn, Herz, nimm Abschied und gesunde.

Dies Gedicht drückt sehr treffend aus, dass das Leben geprägt ist von Abschied und Neubeginn. Beides sind natürliche Bestandteile des Lebens. Kein Glück kann ewig dauern. Talente dürfen nicht überstrapaziert werden. Zu viel Gewöhnung kann lähmen, Langeweile und Niedergeschlagenheit erzeugen, die wir durch Aufbruch, Bewegung und Mut überwinden können … und immer wieder gibt es – in jedem Lebensalter – neue Herausforderungen, die heilsam sein können, wenn wir uns darauf einlassen.

Möge dies alles auch für Sie, liebe Leserin, lieber Leser, heilsam sein.

Hinweise für Angehörige und Freunde

In den vergangenen 20 Jahren wurde die Interaktion von Depressiven mit ihren Ehepartnern genauer untersucht. Es zeigte sich, dass die Äußerungen von Hilflosigkeit und Hoffnungslosigkeit beim Partner widersprüchliche Gefühle auslösen (wie z. B. Ärger und Schuldgefühle gleichzeitig). Der Partner versucht (in guter Absicht) seine feindseligen Gefühle zu unterdrücken und stattdessen den Depressiven zu unterstützen und zu trösten. Dieser spürt jedoch die Widersprüchlichkeit, fühlt sich nicht geliebt und sendet vermehrt depressive Signale aus, um Zuneigungsbeweise zu erhalten. So entsteht eine »depressive Spirale« mit gegenseitiger Aufrechterhaltung. Diese Spirale gilt es zu stoppen (vgl. Hahlweg & Baucom, 2008, S. 68).

Weitere ungünstige Verhaltensweisen von Angehörigen können ebenfalls den Heilungsprozess beeinträchtigen, wie folgendes Patientenbeispiel zeigt:

Herr W. ist ein sehr motivierter Patient, der sich in seiner Psycho- **Beispiel** therapie Schritt für Schritt zum Positiven verändert. Nach einem dreiviertel Jahr Krankschreibung arbeitet er nun wieder regelmäßig, ist jedoch am Abend und am Wochenende verständlicherweise erschöpfter als früher. Dies hängt sowohl mit den Nachwirkungen seiner schweren Depression als auch mit der etwas dämpfenden Wirkung seiner Medikamente zusammen. Er liebt seine Frau und versucht sein Bestes zu geben. Seine 10 Jahre jüngere, sehr energievolle Frau ist in seinen Augen in die Rolle der unersättlichen »Fischers Fru« aus dem Märchen der Gebrüder Grimm gerutscht. Ihre ständigen Vorwürfe, dass er nicht noch mehr mit ihr unternimmt und Sexualität höchstens nur noch einmal im Monat stattfindet, belasten ihn sehr. Herr W. bemüht sich immer wieder, sich aufzuraffen. Er geht mit seiner Frau ins Konzert, fährt die Kinder zum Sport, hat eine Abmachung getroffen für jeweils eine gemeinsame Unternehmung am Wochenende, aber seine Frau kann sich über keinen dieser Fortschritte freuen. Er wagt sie kaum noch körperlich zu berühren aus Angst vor sexuellem Versagen. Nach der Durchführung mehrerer Partnersitzungen wurde deutlich, dass die Ehefrau völlig ausgebrannt war und gehofft hatte, ihr Mann könnte ihr nun alles zurückgeben, was sie ihm – in der Depression – an Unterstützung gegeben hatte. Nach einer nochmaligen gründlichen Aufklärung über die depressive Erkrankung war die Ehefrau allmählich wieder in der Lage, die Situation realistisch einzuschätzen und ihren Mann zu unterstützen.

Was Angehörige für sich selbst tun können:

- Viel Bewegung und Sport an der frischen Luft
- Gespräche über die Depression begrenzen
- Entspannungsübungen
- Das Lebenstempo reduzieren
- Mit guten Freunden reden und Unterstützungsmöglichkeiten suchen
- Gefühle ansprechen

- Großprojekte auf die Zeit nach der Krankheit verschieben
- Das Gesundheitsprofil (s. S. 14) immer wieder im Auge behalten
- und ebenfalls passende Übungen aus diesem Buch anwenden.

Motivieren Sie Ihren depressiven Partner oder Ihren Freund/ Ihre Freundin, das wird allen Beteiligten guttun:

- Motivieren Sie ihn, einen Teil seiner wichtigsten **Aktivitäten** – so gut es möglich ist – beizubehalten.
- Legen Sie großen Wert darauf, dass die **Kinder** weiterhin ausreichend Spiel und Zuwendung bekommen, vielleicht können Freunde mit Kindern, Großeltern oder andere Familienmitglieder etwas dazu beitragen (s. Mattejat, 2008).
- Machen Sie gemeinsame Radtouren, Ausflüge, **Unternehmungen** (in Maßen) auch dann, wenn Ihr Partner vielleicht eine traurige Miene hat. Tapetenwechsel tut fast immer gut.
- Holen Sie Ihre Freundin/Ihren Freund weiterhin zum **Sport** ab, auch dann, wenn sie/er zurzeit vielleicht wenig spricht oder etwas gedämpft wirkt.
- Wenn der Kranke bisher ein **Bewegungsmuffel** war, dann suchen Sie zur Unterstützung einen Bewegungs- oder Physiotherapeuten (aber: aktiv ist besser als passiv: keine Massage, sondern aktive Bewegung), eine Laufgruppe oder buchen Sie gemeinsam einen Gymnastikkurs an der Volkshochschule.
- Fragen Sie **nicht »Wie geht es dir«,** denn der Depressive kann meist nur »schlecht« antworten oder er versucht, Sie mit einem falschen »gut« zu beruhigen. Beides ist weder für Sie noch für ihn hilfreich. Fragen Sie lieber nach einem konkreten Ereignis.
- Versuchen Sie – soweit eben möglich –, Ihr **eigenes gewohntes Leben** weiterzuführen. Opfern Sie nicht Ihre anderen Kontakte und Interessen der Krankheit, wobei eine gewisse Einschränkung sicherlich vorübergehend notwendig sein kann.
- Erklären Sie den **Kindern** – bei Bedarf nur –, dass Mama oder Papa sich gerade erschöpft und nicht so wohlfühlt, dass dies

aber nichts mit ihnen zu tun hat und dass die Erschöpfung auch wieder vorübergeht. Für Kinder psychisch kranker Eltern gibt es außerdem einige psychoedukative Bilderbücher, die Sie jedoch vorher genau prüfen, ob sie zu Ihrer Situation passen. Sie können auch einfach nur Elemente entnehmen oder sie als Anregung für Ihre eigenen Erklärungen nehmen (z. B. Mosch, 2008; Homeier, 2007).

■ Üben Sie sich in »**antidepressiver Kommunikation**«. Sprechen Sie regelmäßig miteinander und hören Sie sich abwechselnd zu. Drücken Sie Ihre eigenen – durch die Depression ausgelösten – Gefühle freundlich, ehrlich und in Ich-Form aus, verstellen Sie sich nicht. Dadurch kann am ehesten ein gemeinsamer Weg gefunden werden.

Hierzu können Sie aus der folgenden Übung die für Sie passenden Formulierungen auswählen:

Umgang mit Gefühlsauswirkungen der Depression
Formulierungshilfen für Partner und Freunde

Bitte suchen Sie sich aus folgenden Formulierungbeispielen, die für Sie Passenden aus, um sich selbst das Gespräch mit Ihrem depressiven Partner zu erleichtern.

■ »*Ich fühle mich einerseits hilflos, andererseits habe ich den dringenden Wunsch, dich zu unterstützen. Ich habe Sorge, nicht genau zu wissen, ob ich zu viel oder zu wenig für dich tue. Was kannst du alles selbst machen – und wozu brauchst du meine* **Unterstützung**?«

Miteinander ins Gespräch kommen

■ »*Ich spüre auch* **Zuversicht**. *Jedes Tal hat auch wieder ein Ende, ich gehe mit dir gemeinsam so lange, bis es wieder bergauf geht.*«

■ »*Deine depressiven Gedanken sind nicht die Wirklichkeit, sondern nur ein Zeichen deiner Krankheit, nimm sie nicht so ernst, ich tue es auch nicht. Lass diese* **negativen Gedanken** *nebenher laufen und gib ihnen keine Bedeutung.*«

- »*Manchmal fühle auch ich mich ganz erschöpft, leer und verwirrt. Ich glaube, **Ablenkung** durch einen kleinen Ausflug (Kontakte, Kino, Schwimmen usw.) würde uns beiden jetzt guttun.*«
- »*Du brauchst dich mir gegenüber nicht schuldig an deiner Krankheit zu fühlen. Das ist eine Krankheit, für die es gute **Behandlungsmöglichkeiten** gibt. Ich werde dich unterstützen, die geeigneten Behandler für dich zu finden.*«
- »*Wenn deine **Stimmung** etwas mit mir zu tun hat, dann sag es mir bitte. Wir werden eine Lösung finden.*«
- »*Ich möchte dir gerne meine **Zuneigung** zeigen. Ich kann zwar deine Depression nicht heilen, aber ich kann dich ein bisschen massieren.*«
- »*Auch ich brauche deine **Zärtlichkeit** und körperliche Nähe, das gibt mir Kraft, deine Krankheit mit dir gemeinsam durchzustehen. Du brauchst aber keine Angst zu haben, dass ich dich sexuell zu sehr bedränge. Du kannst es mir immer sagen, wenn dir irgendetwas unangenehm sein sollte.*«
- »*Manchmal kommt die Lust auch mit dem **Kuscheln,** gib ihr eine Chance (und wenn nicht, dann macht es nichts, Hauptsache, ich kann dich im Arm halten).*«
- »*Ich liebe dich und finde dich anziehend. Ich schlafe auch dann sehr gerne mit dir, wenn du momentan vielleicht nicht so himmelhochjauchzend gestimmt bist. Lass es uns ab und zu versuchen und unsere gute **körperliche Beziehung** nicht einschlafen. Es ist gar nicht tragisch, wenn es nicht klappen sollte. Wir versuchen es dann einfach ein anderes Mal wieder.*«
- »*Lass uns ein Zeichen vereinbaren, wenn du Lust hast, mit mir zu kuscheln oder zu schlafen. Das sollten wir beibehalten. Die **Nähe** tut uns beiden gut.*«
- »*Ich weiß, dass du dich gerade niedergeschlagen fühlst, und ich bin leider gerade (z.B. beruflich bedingt) auch sehr müde. Ist es in Ordnung, wenn ich beim Sport wieder **Kraft tanke** (mich ausruhe)? Oder brauchst du mich heute Vor-*

mittag unbedingt hier, auch wenn ich nur auf der Couch lie-
gen kann?«

- »**Ich hab dich lieb.** *Du bist mir wichtig. Wir stehen das*
  zusammen durch, auch mit professioneller Hilfe.«
- »*Wir schrauben unser* **Lebenstempo** *gemeinsam etwas run-*
  ter und machen es uns gemütlich.«
- »*Ich spüre, dass ich auch auf mich und* **meine Energien**
  achten muss, damit ich Kraft für dich und deine Krankheit
  habe.«
- »*Manchmal empfinde ich auch* **Enttäuschung** *und Ärger*
  darüber, dass du meine positiven Äußerungen über dich gar
  nicht wahrzunehmen scheinst. Bitte versuche darauf zu
  reagieren.«
- »*Ich kann einen* **Teil meiner Bedürfnisse** *eine gewisse Zeit*
  zurückstellen, so lange bis es dir wieder besser geht.«
- »*Mich macht es manchmal auch aggressiv, dass du deine*
  Fähigkeiten, *statt sie zu erkennen, runterspielst und denkst,*
  du hättest sie gar nicht. Ich weiß, wie viele Stärken du hast!
  Wie soll ich damit umgehen?«
- »*Es tut mir leid, dass wir unsere* **Freunde** *kaum noch treffen.*
  Sollten wir ihnen unseren momentanen Rückzug erklären
  und ihnen von deiner Krankheit erzählen?«
- »*Ich möchte dir so gerne etwas Liebes sagen, bitte reagiere*
  irgendwie positiv darauf, sonst fühle ich mich von dir so ab-
  gewiesen. Auch ich brauche dich und ein bisschen **Rück-**
  meldung *jetzt von dir für meine Unterstützungsversuche,*
  dann stehen wir die Depression zusammen leichter durch.«

Beispiel

Die Erschöpfung
von Angehörigen

Bei mir stellt sich ein 42-jähriger, dunkelhaariger, außergewöhnlich musikalisch begabter, kreativer Mathematiker mit einer ausgeprägten Erschöpfungsdepression vor. Seine Ehefrau ist seit
mehreren Jahren depressiv. Der Ehemann ist gegenüber seiner
Frau in die Therapeuten- und Vaterrolle gerutscht, auch deshalb,
weil er ihre Depression nicht als Krankheit erkannt hat. »Ich
fühle mich völlig ausgebrannt und leer. Mein Leben hat keinen

Sinn mehr. Meine Freunde sagen, ich soll mich von meiner Frau trennen, das kommt aber überhaupt nicht infrage. Aber ich weiß nicht mehr weiter. Helfen Sie mir!«

Die Ehefrau nimmt an einer Partnersitzung teil, weint und klagt nahezu die gesamte Doppelsitzung. Auch ich spüre nach kurzer Zeit die Schwere und Hilflosigkeit im Raum, da sie nur Negatives berichtet und alle Lösungsvorschläge abwehrt. Im Depressionsfragebogen zeigt sich ein klinisch relevanter Depressionswert von 38. Ich empfehle ihr dringend den Besuch bei einem Psychiater zur Einleitung einer medikamentösen Behandlung. Frau W. lehnt auch dies bei mir strikt ab.

Herr W. macht bei mir eine Verhaltenstherapie und fühlt sich etwas gestärkt. Aber immer wieder beeinträchtigen die Depression seiner Ehefrau, die seit vier Jahren eingeschlafene sexuelle Beziehung und ihre nahezu permanente negative Stimmung sein Lebensgefühl und die Beziehung. Sie weigert sich, in Behandlung zu gehen.

Er versucht nun die Depression »nebenherlaufen zu lassen« – nicht mehr in das Zentrum seines Lebens zu stellen. Er greift seine sportlichen und musischen Hobbys wieder auf, trifft sich allein mit Freunden und beschäftigt sich verstärkt mit seinen beiden Töchtern. Aber er und seine Kinder verlieren dabei immer mehr den Kontakt zur eigentlich sehr geliebten Ehefrau und Mutter.

Es bleibt nur zu hoffen, dass die allmähliche Verweigerung der bisherigen »falschen Therapeutenrolle des Ehemanns« bei Frau W. eine neue Motivation für eine medikamentöse und psychotherapeutische Behandlung erzeugt.

Weitere Anregungen zu einem förderlichen Umgang innerhalb der Familie, wie z. B. die Übungen *Familienkonferenz, Kritik in Wünsche und Lösungen verwandeln, Blick auf das Positive, Kraftquellen für die Familie*, finden Sie auch in meinem Buch »*Psychotherapie für Kinder und Familien*« (Görlitz, 2007).

Merkzettel für Angehörige

Wie Sie mit Ihrem Partner umgehen können

Die Depression nebenherlaufen lassen
Entspannende Aktivitäten statt zu vieler Ruhepausen
Vorschläge statt Bevormundung

Gefühle ehrlich ausdrücken, statt sich zu verstellen
Partnerzeiten sichern
Ein kleines statt zu viel Programm vorschlagen

Ein wenig Rücksicht statt übertriebener Fürsorge
Selbsterhaltung statt Selbstaufgabe
Verständnis in Maßen statt Appelle an den guten Willen

Kleine Abmachungen statt dauerndes Bedrängen
Sich in Geduld üben statt anzuklagen
Nur so viel Schonung wie unbedingt nötig

Lösungsorientierte Gespräche statt Vorwürfe
Annehmen statt zurückweisen
Die eigene Batterie regelmäßig aufladen –
statt auszubrennen

Selbstwirksamkeit fördern
Kleine Ziele setzen
Fortschritte würdigen

In den Arm nehmen, zärtlich sein
Professionelle Helfer in Anspruch nehmen
Das Machbare verändern,
das Unabänderliche akzeptieren

Rückkehr in ein normales Leben – Patientenbericht – Einblick in meine persönliche Weiterentwicklung für Therapieanfänger

Vielleicht kennst du ja Gefühle, wie Hilflosigkeit, Antriebslosigkeit, ständige Müdigkeit, Aussichtslosigkeit, Traurigkeit und …

Genau vor zwei Jahren prägte dieser Zustand mein Leben und änderte meine Lebensweise. Nicht dass es sich jetzt anhört, als wäre die Depression nur negativ gewesen, klar am Anfang bestimmt, aber jetzt bin ich sogar richtig froh darüber, dass das Ganze so gekommen ist und kann viel Positives darin sehen.

Ich hatte Glück. Mein Hausarzt erkannte sofort mein Krankheitsbild und überwies mich an eine verhaltenstherapeutische Praxis. Die Psychotherapeutin sagte mir, dass ich an einer Depression und traumatischen Lebensereignissen litt. Es war schon komisch, wenn man auf einmal zu einem Psychologen, in diesem Fall zu einer Psychologischen Psychotherapeutin muss. Sogar heute, wenn ich meine Überweisung beim Hausarzt hole, ist da immer noch ein Gefühl von Scham.

Sehr gut kann ich mich noch an die erste Sitzung erinnern. Nachdem ich einen *Fragebogen zu meinem Lebenslauf* ausgefüllt hatte, ging ich ohne irgendwelche Vorstellung in den Therapieraum. Sofort fiel mir der bequeme Ledersessel auf, den ich so typisch für Psychologen fand. Ansonsten wirkte das Zimmer auf mich sehr freundlich und besonders das Bild auf dem ein Kind in einem Baum zu sehen ist, sprach mich positiv an.

Nach meinen ersten Eindrücken setzte ich mich und wir kamen gleich ins Gespräch. Zuerst erzählte ich ihr meine Probleme, und ich erhielt einige Informationen über einen möglichen *Therapieablauf*. Leider sind die Wartelisten sehr lang, und am Anfang schien mir eine mögliche Verhaltenstherapie in weiter Ferne. Doch wie heißt die Devise: »Aufgeben gilt nicht« und das stimmt. Nach hartnäckigen Anrufen war es dann so weit, ich hatte einen Therapieplatz.

Kaum zu glauben es ging los. Einerseits freute ich mich, andererseits war ich ängstlich.

Nun ist da jemand, der mir zuhört, der mir hilft, mit dem man über alles reden kann, der mich versteht und der mich in meiner Weiterentwicklung unterstützt. Toll, wenn man nun einmal in der Woche eine Stunde ganz für sich investiert, etwas für sich selbst tut und das Leben nur noch besser werden kann.

Wichtig war das erste *Rollenspiel*, das mich auf das Gespräch mit meiner Chefin vorbereitete. Ich informierte sie über die Therapie, und wir fanden einen Weg, dass ich einmal in der Woche später zur Arbeit kommen konnte. Dies fand ich sehr erleichternd, und ich spürte einen Lichtblick.

Mein familiäres Umfeld reagierte skeptisch und sah die Therapie sehr negativ. Aber dies machte mir nichts aus, und trotz der Widerstände wagte ich den Schritt zu meiner Weiterentwicklung.

Was war jetzt zu tun, zu Beginn erschienen mir die wöchentlichen Therapieaufgaben zwischen den Sitzungen als zusätzliche Belastung – aber das blieb nicht so.

Im Gegenteil, die schriftlichen Reflexionen nach jeder Sitzung helfen mir, die verschiedenen Methoden wie z. B. Rollenspiele, Besinnungsübungen, bestimmte Sätze, Bilder ... besser zu verinnerlichen und selbst im Alltag anzuwenden.

Beim täglichen Führen der *Selbstbeobachtungsliste* hatte ich anfangs Schwierigkeiten, diesen auszufüllen. Vor allem mit den täglichen Stimmungen, die man von 0 bis 100 bewerten kann, tue ich mich noch schwer. Aber bis zum Ende der Therapie werde ich das auch gelernt haben.

Mit meinem zu Hause geschriebenen emotionalen *Sitzungsbericht* und meinem Wochenrückblick beginne ich jede Sitzung. Ich lese meine Reflexion vor – ich habe mir am Computer ein Raster entworfen und dieses gleich öfters kopiert. Dadurch erfährt meine Therapeutin von meinen Erlebnissen seit der letzten Sitzung und man kann gegebenenfalls an einem bestimmten Ereignis ansetzen. Positiv empfinde ich, dass ich bei jeder Sitzung selbst festlegen kann, wo ich Hilfe benötige oder worüber ich heute sprechen will.

Nun ist doch schon einige Zeit vergangen – 44 Sitzungen –,

und ich besitze einen dicken Ordner mit meinen ganzen Therapieberichten, Bildern, Fotos und Übungsblättern. Wenn ich meinen Ordner öfters durchblättere, empfinde ich dies als sehr positiv und kann erfolgreich auf meine Weiterentwicklung zurückblicken.

Nach den ersten Sitzungen legte ich gemeinsam mit der Therapeutin meine *Therapieziele* fest. Super, wenn man weiß, dass es vorwärtsgeht.

In der ersten Zeit haben wir mein familiäres Umfeld analysiert, ein *Familiensoziogramm* gemalt und schwierige Situationen aufgeschrieben, mit Stühlen nachgestellt oder in Form von einem Rollenspiel durchgespielt, um Lösungen zu finden, mit denen ich einverstanden bin. Ich lernte *Abgrenzungssätze* kennen, wie z. B. »ich will jetzt mein eigenes Leben leben, ich brauche Zeit für meine Zukunftsplanung, ich lasse mich nicht auf Diskussionen ein bzw. verteidige mich nicht, wenn ihr so mit mir redet, dann verletzt ihr mich und mir geht es immer schlechter…«.

Du kannst dir bestimmt vorstellen, wie meine Familie beim Anwenden dieser Sätze reagiert hat. Zum Teil aggressiv und beleidigend. Aber ich lernte, damit umzugehen und die familiären Ereignisse nicht mehr so nah an mich heranzulassen. Ich habe mir einen *Schutzwall* aufgebaut und ihn auch gemalt.

Schon bald wurde mein Auszug zum Thema. Ein schwieriges Thema bei mir. In einer Entspannung, die in diesem Fall »*Gefühlsbesinnung*« hieß, beschäftigte ich mich mit allen Gefühlen, Widerständen, Ängsten, Vor- und Nachteilen und schrieb sie auf. Vom Kopf her weiß ich genau, dass ich ausziehen muss, nur die Angst- und Verpflichtungsgefühle hindern mich noch etwas daran. Aber ich arbeite an mir und bin mir sicher, dass ich auch diesen Schritt schaffe.

Gerade bei diesem Thema tauchte auch ein Gefühl der Unsicherheit über die Therapie auf, und es gab auch Tage, an denen ich nicht gerne zur Sitzung ging. Das teilte ich meiner Therapeutin auch mit. Ehrlichkeit ist wichtig, und das muss und kann sie auch aushalten. Ich denke, dass solche Emotionen dazugehören und dass man auch mit seinem Therapeuten nicht immer einer

Meinung sein kann und muss. Im Nachhinein weiß ich, dass die beharrliche, zielorientierte Seite meiner Therapeutin gut für mich war und mich in meinem Handeln weiterbrachte.

Zweimal habe ich sogar während der Sitzung eine Wohnungsanzeige angerufen und einen Besichtigungstermin vereinbart. Das war schwierig und sehr ungewöhnlich für mich, aber nun geht es schon etwas leichter.

Als ich mich eigentlich sehr stabil empfand und mein Leben für mich o. k. war, tauchte plötzlich ein Mann in meinem Leben auf. Endlich hatte ich auch einen Freund, und alles schien perfekt zu sein.

Dem war aber nicht so! Er behandelte mich zunehmend nachlässig und respektlos, versetzte und vertröstete mich. In dieser Zeit habe ich vieles mithilfe meiner Therapie gelernt. Ich schaffte es, stark aus dieser Situation herauszugehen, und bin mir sicher, mich in meiner nächsten Beziehung selbstsicherer verhalten zu können.

Vor allem lernte ich, klarer meine *Bedürfnisse* mitzuteilen, meine *Grenzen* zu zeigen und meine Meinung zu sagen.

Ein sehr großes Erfolgerlebnis war mein Mitarbeitergespräch. Durch die intensive Vorbereitung in Rollenspielen schaffte ich es, fachlich sicher aufzutreten. Du kannst dir gar nicht vorstellen, was das für ein tolles Erlebnis ist. Ich hatte das Gefühl oder bin mir sicher, dass ich sehr professionell auf meine Chefin wirkte und einiges im Bezug auf meine Arbeit erreichte.

Sätze wie, »ich wünsche mir, ich bin hier zum Arbeiten, sei mir bitte nicht böse, aber ich möchte über meine privaten Angelegenheiten nicht sprechen« … waren mir eine sehr große Hilfe und führten zu einem erfolgreichen Gespräch.

Während meiner bisherigen Therapiezeit habe ich auch sehr hilfreiche *Informationen* und Übungsblätter über meine Krankheit, Verstärkerlisten und über eine erwachsene Eltern-Kind-Beziehung erhalten, die ich mir oft durchlese und die mich in meinem Alltag bestärken.

Damit du einen kleinen Einblick erhältst, möchte ich dir einige meiner wichtigsten Sätze kurz aufzählen:

- ICH statt man!
- Nach jeder Enttäuschung kommt wieder eine Freude!
- Die Herausforderungen des Lebens helfen mir zu wachsen!
- Ich muss mich wehren und schützen!
- Jeder Mensch muss Prüfungen in seinem Leben bestehen!

Das Schönste jedoch war die gemeinsame *Doppelsitzung mit meiner Schwester*. Die Distanz zu meiner Schwester hat mich sehr belastet. Wir hatten in der Sitzung die Möglichkeit, uns auszusprechen, und notierten unsere Vereinbarungen auf. Danach wurde unser Verhältnis immer besser. Ich hatte das Gefühl, dass mich meine Schwester nun besser versteht, und gemeinsame Unternehmungen waren jetzt wieder möglich.

Wusstest du, dass unsere Lebensaufgabe u. a. darin besteht, einen Partner zu finden, sich von den Eltern zu lösen, sich einen Freundeskreis aufzubauen, möglichst spätestens Mitte 20 auszuziehen und sich um seinen Beruf zu kümmern? Diese Aussage hat meine Sichtweise sehr erweitert und veranlasst, mehr an mich zu denken.

Manchmal gibt es noch Tage, an denen ich immer noch nicht glauben kann, dass ich den Schritt zur Therapie gewagt habe.

Nun lautet meine Devise: »Ich baue auf mich, auf meine Therapie, auf meine Weiterentwicklung. Ich mache mich nicht von anderen abhängig, denn ich habe ja mich.«

Auf diesen Sätzen werde ich mein Leben aufbauen und freue mich auf die nächste Zeit und meine Weiterentwicklung.

Es liegt noch ein Stück Arbeit vor mir, die Bearbeitung meiner *traumatischen Lebensereignisse*. Die darf ich dir jetzt nicht erzählen, denn ich lege sie immer in meinen, symbolischen Tresor, sobald ich den Therapieraum verlasse. Diesen Tresor habe ich gemalt, und er liegt jetzt immer in der Therapie vor mir. Ein Drittel dieser Arbeit habe ich jetzt schon geschafft. Der liebevolle *Mitgefühlsbrief* an mein inneres Kind hat mir dabei besonders gut geholfen. Lass dir auch helfen, falls du es allein nicht schaffen solltest. Es lohnt sich!

Deine Sandra (26 Jahre)

Danke!

Ein herzliches Dankeschön an alle, die mich geduldig in dem Prozess unterstützten und forderten, mein Fachwissen in verständliche Worte zu übersetzen und zu versuchen, sie mit Kreativität zu verknüpfen. Hier gilt mein besonderer Dank *Frau Dr. Treml* vom Klett-Cotta-Verlag, die mich seit vielen Jahren freundlich, beharrlich und unaufdringlich ermutigt, zu schreiben und mich auch dieses Mal wieder so wohlwollend und mühelos begleitet hat, sowie all den mutigen, motivierten, vertrauensvollen, änderungs- und risikobereiten *Patienten*, den toleranten *Freunden* und meiner energievollen, bunten *Mehrgenerationenfamilie* (die mich natürlich auch manchmal – in willkommener Lebhaftigkeit – am Schreiben und Arbeiten hindert).

Alphabetisches Verzeichnis der Übungen, Informationen und Übungsblätter

Literatur

Beck, A.T.; Rush, A.J.; Shaw, B.F.; Emery, G., (2001). Kognitive Therapie der Depression. BeltzPVU. Weinheim.

Bodenmann, G. (2009). Depression und Partnerschaft. Huber. Bern.

Comer R.J. (2008). Klinische Psychologie. Spektrum Akademischer Verlag. Heidelberg.

Csikszentmihalyi, M. (2008). 10. Aufl. Das Flow-Erlebnis. Jenseits von Angst und Langeweile im Tun aufgehen. Klett-Cotta. Stuttgart.

de Jong-Meyer, R.; Hautzinger, M.; Kühner, C.; Schramm, E. (2007). Evidenzbasierte Leitlinie zur Psychotherapie Affektiver Störungen. Hogrefe. Göttingen.

Dilling, H.; Mombour, W.; Schmidt, M.H. (2008). Internationale Klassifikation psychischer Störungen. ICD-10 Kapitel V (F). Klinisch-diagnostische Leitlinien. Huber. Bern.

Ehrenberg, A. (2008). Das erschöpfte Selbst. Depression und Gesellschaft in der Gegenwart. Suhrkamp taschenbuch wissenschaft. Frankfurt a.M.

Gerrig, R.J. & Zimbardo, P.G. (2008). Psychologie. Pearson Studium. München.

Görlitz, G. (2007). Psychotherapie für Kinder und Familien. Klett-Cotta. Stuttgart.

Görlitz, G. (2008). Körper und Gefühl in der Psychotherapie. Basisübungen. Klett-Cotta. Stuttgart.

Görlitz, G. (2009). Körper und Gefühl in der Psychotherapie. Aufbauübungen. Klett-Cotta. Stuttgart.

Hahlweg, K.; Baucom, D.H. (2008). Partnerschaft und psychische Störungen. Fortschritte der Psychotherapie. Hogrefe. Göttingen.

Halpern, H.M. & Eckert, B. (2006). Abschied von den Eltern. Iskopress. Salzhausen.

Harrington, R.C. (2001). Kognitive Verhaltenstherapie bei depressiven Kindern und Jugendlichen. Hogrefe. Göttingen.

Hautzinger, M. (1998). Depression. Fortschritte der Psychotherapie. Hogrefe. Göttingen.

Hautzinger, M. (2006). Ratgeber Depression. Hogrefe. Göttingen.

Hautzinger, M. (2009). Akute Depression. Hogrefe. Göttingen.

Homeier, S. (2007). Sonnige Traurigtage. Mabuse. Frankfurt a. M.

Joormann, J. & Unnewehr, S. (2002). Behandlung der sozialen Phobie bei Kindern und Jugendlichen. Ein kognitiv-verhaltenstherapeutisches Gruppenprogramm. Hogrefe. Göttingen.

Lutz, R. (2009) Gesundheit und Genuss. Euthyme Grundlagen der Verhaltenstherapie. In: Margraf, J. & Schneider, S. Lehrbuch der Verhaltenstherapie Bd. 1. Springer Medizin Verlag. Heidelberg.

Margraf, J. & Schneider, S. (2009). Lehrbuch der Verhaltenstherapie, Bd. 1. Springer Medizin Verlag. Heidelberg.

Mattejat, F. & Lisofsky, B. (Hrsg.). (2005): Nicht von schlechten Eltern. Kinder psychisch Kranker. Psychiatrie-Verlag. Bonn.

Merkle, R. (2006). Wenn das Leben zur Last wird. PAL. Mannheim.

Mitmansgruber, H.; Reinecker, H. (Hrsg.). (2008). Verhaltenstherapie Patienten Ratgeber. http://www.verhaltenstherapie.at

Mosch, E. (2008). Mamas Monster. Was ist nur mit Mama los? Balance Buch und Medien Verlag. Bonn.

Nikelewski, G. & Riecke-Nikelewski, R. (2008). Depressionen überwinden. Stiftung Warentest. Berlin.

Pieper, G. & Bengel, J. (2008). Traumatherapie in sieben Stufen. Klinische Praxis. Huber. Bern.

Potreck-Rose, F. (2008). Selbstzuwendung, Selbstakzeptanz, Selbstvertrauen. Klett-Cotta. Stuttgart.

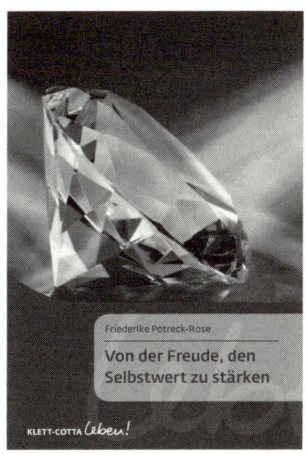

Claudia Fuchs
Rich R. Schmidt
Kraftquellen
Persönliche Ressourcen für
gute und schlechte Tage

134 Seiten
Klappenbroschur
ISBN 978-3-608-86013-9

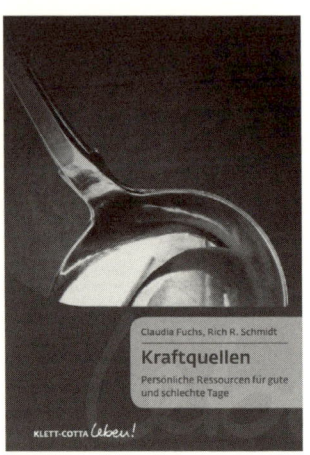

Ein gutes Leben gestalten

Zwölf »Kraftquellen« enthält dieses Buch – entwickelt
für Menschen in Krankheit oder Lebenskrise. Weil nicht
alles für jeden passt, sind es ganz unterschiedliche
»Werkzeuge«, die uns die Autorinnen – angereichert
mit Tipps und Übungen – an die Hand geben:
zum Entdecken, Auswählen, Ausprobieren und Lieb-
gewinnen unserer ganz persönlichen Ressourcen.

KLETT-COTTA *Leben!*